中国优生优育优秀读物

怀孕了,

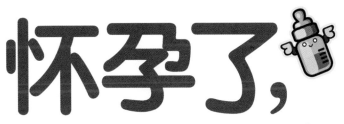

你应该知道的

耿秀荣◎编著

基本常识

HUAI YUN LE
NI YINGGAI ZHIDAO DE
JIBEN CHANGSHI

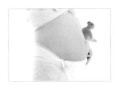 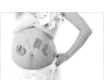 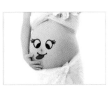

U0364537

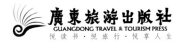
广东旅游出版社
GUANGDONG TRAVEL & TOURISM PRESS
悦读书·悦旅行·悦享人生

中国·广州

图书在版编目（ＣＩＰ）数据

怀孕了，你应该知道的基本常识 / 耿秀荣编著. —广州 ： 广东旅游出版社，
2015.8
ISBN 978-7-5570-0083-7

Ⅰ. ①怀… Ⅱ. ①耿… Ⅲ. ①妊娠期－妇幼保健－基本知识 Ⅳ. ①R715.3

中国版本图书馆CIP数据核字(2015)第098774号

策划编辑：高　玲
责任编辑：方　敏
内文设计：张红霞
责任技编：刘振华
封面设计：刘红刚

广东旅游出版社出版发行
（广州市天河区五山路483号华南农业大学 公共管理学院14号楼三楼
邮编：510642)
电　　话：020-87347732
网　　址：www.tourpress.cn
印　　刷：深圳市希望印务有限公司
（深圳市坂田吉华路505号大丹工业园2楼)
开　　本：920mm×990mm　1/16
字　　数：138千字
印　　张：15.5
版　　次：2015年8月第1版
印　　次：2015年8月第1次印刷
定　　价：25.00元

【版权所有 侵权必究】
本书如有错页倒装等质量问题，请直接与印刷厂联系换书。

出版说明

出版此书是我们久而强烈的一个愿望，这个愿望传导着我们对每一个新生命的尊重和对天下年轻父母们的真挚祝福——孕育蕴含着快乐，分娩代表着美丽。

我们诚挚的敬约，使一位孕产、育婴专家宝贵的临床经验成了一个个富有感情的文字。近年来，年轻夫妇们的生育观念发生了根本性的改变，对生育质量的要求越来越高。在孕产过程中，有许多护理问题需要引起年轻父母的重视。他们渴望全面、系统、详细地了解有关优生优育和孕产期保健知识，盼望母子平安度过孕产期，获得一个健康、聪明、可爱的宝宝。

加强孕妈咪的护理，是保证母婴安康和家庭幸福的重要措施之一。我们约请了耿秀荣医师写作了本书。作者是当今怀孕、生产、育儿研究领域知名的妇产科专家。作者的专业眼光为本书奠定了科学性和权威性的良好基础，更为本书平添了严谨的专业精神和实用的临床价值。

作者既是著名的孕产、育婴专家，又是一位细致入微、极具生活情致的知性女士，多年来有坐诊写日记的良好习惯。她以贴心的日记方式，为这高尚的职业生活留下了宝贵的经验总结，叙述并科学讲解了很多宝贵的孕产护理实用知识，也使本书更加具有实用性和可读性。

这正是本书的特点之一。以临床记事为体裁的写作手法比较新颖，在此类图书中也不多见。所述案例丰富真实，语言细腻亲切，有很强的"悦读感"。 本书内容十分精细周到，涉及孕期护理、产期护理的各个方面，是孕妈咪的生育智囊、健康顾问。不仅有严谨的专业精神和有效的指导价值，同时也有很强的人文价值，它区别于目前市场上常见的一般资料汇编型的同类图书。细读本书，孕产期许多需要注意的护理问题可以得到专家给出的具体指导。从这个意义上说，该书必将成为年轻父母所青睐的必备实用手册。

出版者

2010年5月

目录

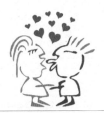

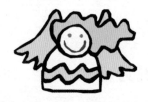

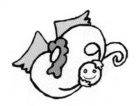
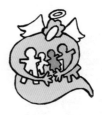

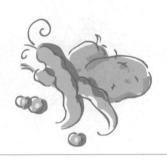
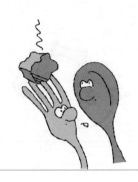

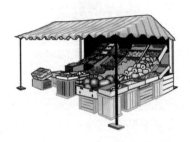
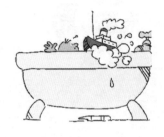

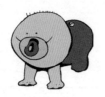
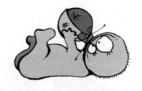

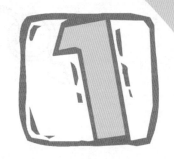

孕前准备

第一节　优生优育的基本条件

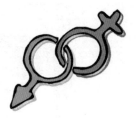

孕前的心理营养

〖孕情记案〗

阿丽结婚刚半年，她的丈夫很想要一个宝宝，但是阿丽并不想要。周围有一些朋友、同事都有生小孩的经历，生育的痛苦，身材走样，皮肤变差，带宝宝非常累，容易长皱纹——一想到这些，阿丽心里就很反感生小孩。而且小孩还是天生的捣蛋专家，会把家里弄得乱七八糟，让自己无暇顾及工作。阿丽也曾经试想过有小孩的好处，但是总是喜欢不起来。

〖诊情解答〗

这说明阿丽还没有做母亲的准备，或者是对待怀孕的问题太紧张了。

若是经过深思熟虑后按计划要宝宝，比意外而至要好得多。因为女性孕前的心理状态与情绪变化不仅直接影响着体内宝宝的发育，还影响着宝宝成年后的性格、心理素质的发展。

如果你和丈夫已经开始打算要宝宝了，那么除了把生活习惯、身体状态调整到最佳外，还要调整好心理、精神状态，准备迎接新生命的诞生。那具体说来要做好哪些准备呢？第一，小生命的诞生会使夫妻双方感觉生活空间和自由度较以前变小，往往会因此感到一时难以适应。第二，妻子在形体、饮食、情绪、生活习惯方面发生变化，对丈夫的依赖性增加。第三，无论夫妻哪一方，在宝宝出生后都会自觉或不自觉地将自己的情感转移到宝宝身上，从而使另一方感到情感的缺乏或不被重视。第四，怀孕的妻子需要丈夫的理解与体贴，尤其平时妻子可以做的体力劳动，在孕期大部分会转移到丈夫身上；宝宝出生后，夫妻双方对宝宝的义务与对家庭的义务都在随着时间的迁移而增加。

不论你是正在盼望着怀孕，还是对此抱有随遇而安的想法，或是对可能发生的事情感到困惑、担忧、恐惧，甚至在你还没来得及做任何基本准备时已经怀孕，即使这样，一旦怀孕成为事实，就要愉快地接受它。要知道，怀孕、分娩不是疾病，而是一个正常的生理过程，以一种平和、自然的心境迎接怀孕和分娩的到来，以愉快、积极态度对待孕期所发生的变化，坚信

自己能够孕育一个代表未来的小生命，完成将他平安带到这个世界上的使命，就是你需要做的心理准备。克服自己认识上的误区，谁都永远无法等到万事俱备，无法等到生活状态的极度完美，你和丈夫也不可能修炼成完人。如果达到了接近于满意的程度，到那时恐怕已经错过生养宝宝的最佳年龄，从而使自己错过了一个完美的生育机会。

也有一些女性在怀孕前因为听信生过孩子的人的相关描述，或者看过一些生宝宝的影视资料，对自己孕期健康、分娩疼痛和宝宝性别等等问题过度担心。甚至有的女性还担心自己生了宝宝而影响自己的体形和容貌，以及担心家庭未来经济、住房、婆媳关系等状况改变。这些问题虽不可回避，却没有任何必要焦虑担心，只要适时调整就能轻松享受孕期。

此外，夫妻应该一起分担怀孕的压力，让生产变成两个人的事。一个新生命的诞生会使夫妻双方的二人生活格局变为三人生活格局，宝宝不仅要占据父母的生活空间，而且要占据夫妻各自在对方心中的空间。这种心理空间的变化往往为年轻的夫妇所忽视，从而感到难以适应。当然这种心理准备是夫妻双方的，丈夫充分的心理准备可以帮助妻子顺利度过孕前及孕期的各个阶段，并对未来宝宝的生长发育奠定坚实的物质与心理营养。

如果妻子决定怀孕或已经怀孕了，我建议丈夫做到下面三件事：

负责每天问候孕妈咪："今天胎动如何？""今天子宫收缩如何？"……如果让妈咪一人担负胎儿状况的责任，往往心理压力过大，尤其对于出现一些状况的妈咪，有时会被责怪，或自己感到内疚。如果丈夫了解太太工作也很忙，愿意负责提醒她，妻子往往比较放心，宝宝也可以一起受益！

不管多忙，一定要陪同妻子做超声波的产检，一起目睹胎儿的存在。当然，如果丈夫能够尽量陪同，万一出现问题，也能两人一起解决。如果妻子希望丈夫陪同或帮忙，就要开口表达你希望他参与的意愿。永远要让丈夫知道你需要他的支持，而非事后抱怨他太冷淡。两个人提早进入产后的合作状态，才能让生产与养育变成你们共同的成就！

最后，务必两个人一道了解生育知识和孕产各环节，丈夫才知道如何在产前和生产时帮忙，学会帮忙照顾宝宝的技巧。妻子可以不一定要求丈夫帮忙，不过，许多丈夫在参与后，会更有成就感。两人齐心协力，产后妈咪才不会因为注意力都在宝宝身上而感到太累，丈夫也不会感到隔阂。

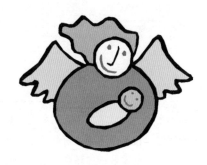

怀孕年龄与时间

〖孕情记案〗

　　阿羽打算今年和男友结婚，男友比阿羽大6岁，今年30岁了。阿羽来咨询什么时候要小宝宝比较合适。她觉得自己还小，还想多"轻松"几年，而男友觉得自己年龄大了，所以急着想要小孩。他们最近老是为什么时候生小孩而感到烦恼。

〖诊情解答〗

　　如果仅从健康生殖的角度来说，女性在20到30岁之间准备怀孕都没有关系，女性的生殖能力在这一年龄段之间的差别可以忽略不计。 但从严格的生理角度来看，20多岁是最适合怀孕的时间段。医学认为，通常女性的生育能力在24岁达到高峰。所以如果你在20多岁时准备要宝宝，无论从时间还是生理角度来看，都最有利。这是从女性的生理特点、母婴健康、优生优育等多方面因素来考虑的。这个时期女子的生殖器官、骨骼及高级神经系统已完全发育成熟，生殖功能处于最旺盛时期，卵子的质量较高，怀孕后胎儿的生长发育良好，流产、早产、畸形儿和痴呆儿的发生率都比较低，生下的宝宝大多聪明健康。这个时期女性的产道伸展性好，子宫收缩力强，难产机会少，所以危险性也小。

　　女性生下来就拥有一生所具有的卵子数。出生时的卵子数大约为100万个。等到了青春期，卵子数大约为30万个，但只有400个左右会在你的生殖期内从卵巢中释放出来。随着年龄增长，你的卵巢也会同其他身体部位一样变老，卵子质量会下降。因此，比起年长女性，年轻女性的卵子不太可能引起像唐氏综合征那样的遗传缺陷。流产的风险也低得多：35～39岁女性的流产率为18%，40～44岁女性为34%，而20～24岁女性为10%。

　　但也并不是年龄越小越好，如果产妇只有20岁或以下，易合并妊娠中毒症、早产，也可能因骨盆发育不完全而致难产。

　　当然，除了身体体质优势外，20多岁怀孕还有其他好处。这个年龄组的夫妇思想上比较成

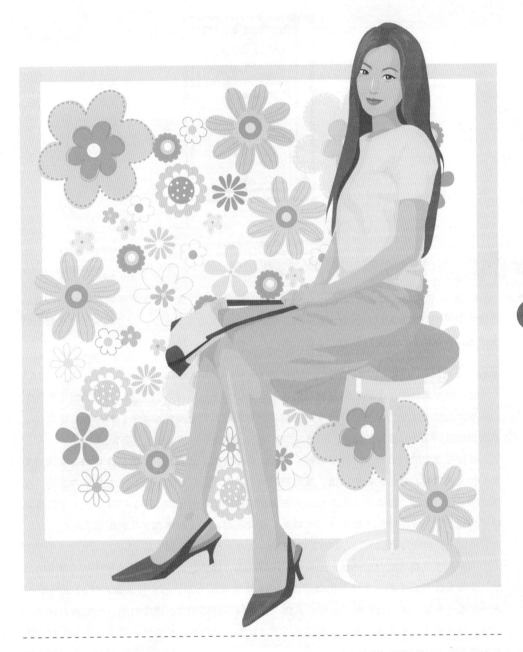

熟，生活上有一定经验，经济上也有了一定的积蓄，更有利于双方向父母亲角色的转变，这些都对宝宝的培养教育有利。

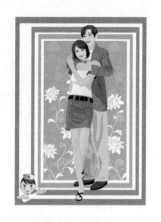

最佳受孕时机

结婚3年的李娅夫妇前两年采取了避孕措施（安全套），自去年年底开始准备想要小孩，可是没有把握好受孕时机，至今未能如愿。现在他们的年龄渐渐大了，双方的家长也在催他们生小孩，所以他们心里有点着急，于是来询问有哪些方式可以提高怀孕的概率。

〖诊情解答〗

每一对夫妻都想生个既聪明又健壮的孩子。如何怀上一个健康的宝宝，是准爸妈们最为关心的问题。优生学认为，除日常男女对各自进行体质锻炼和健康的维护外，科学地选择最佳受孕时机也是一个十分重要的因素，它是减少各种先天性缺陷患儿出生的重要措施。

选择在适宜的时间怀孕，不仅有利于宝宝的先期发育，还对新生儿的护理和妈咪身体的恢复有很大的影响。准爸妈们要知道，要想把握受孕的时间、几率与质量，原因是多方面的。首先必须从孕前做起，准备生育的夫妇双方在怀孕前应处于最佳健康状态，以保证产生高质量的精子和卵子，为受精卵的良好发育打下基础。研究表明，精子能够在女性的生殖道内存活72小时，而卵子只能在排卵后的12~24小时内受精。因此，在预期排卵前的3天内和排卵发生后的1天内发生的性交都可能引起怀孕，因为在这段时间内，精子在女方输卵管内与排出的卵子相遇的几率很大，从而使卵子受精。也就是说，对于生殖周期为28天的女性来说，第11天至第15天为最易受孕期。受孕日期最好安排在人体"生物钟"的高潮期。这个时期，人的精力充沛、旺盛，精神愉快，各系统、器官的功能处于最佳状态，"种子"质量高，这些条件都有利于婴儿的优生。

有人会问，一年共12个月，选择在哪个月份受孕最好？这要看哪些月份受孕对胚胎发育有利。如果1月份怀孕，正值冬末春初，这个季节多雨，湿度高，光照少，蔬菜瓜果较少，维生素C摄入少，从而影响胎脑发育。如果4~5月份怀孕，怀孕3个月（是胎脑开始形成、分化的时期）时正是天气最热的时候，孕妈咪易患"厌暑症"，进食少，营养摄入不足。而8~9月份怀孕，临产时正好是春末夏初，气候温和，蔬菜、鱼、肉、蛋等副食品供应丰富，乳汁营养好，衣着也日趋单薄，婴儿擦身沐浴不易受凉，还能到户外多晒阳光，可预防佝偻病的发生，也可以呼吸新鲜空气。此外，在计划受孕的前一个多月里，夫妇双方要加强营养，多吃一些高蛋白和维生素丰富的食物，有利于生殖细胞发育。

遗传对生育的影响

〖孕情记案〗

阿雅最近想要宝宝，但阿雅自己很胖，她的父母也很胖。她不清楚到底是自己遗传了父母的肥胖基因所致，还是过度饮食的结果。于是阿雅前来咨询。此外她还想知道，聪明的父母会否生一个聪明的宝宝，或者音乐家的孩子是否具有音乐天赋，这些是否受遗传的影响？

〖诊情解答〗

从遗传学角度上讲，人体的每一个性状都与遗传有密切的关系。就是父母（亲代）将包含在精子和卵子中的密码信息——基因传递给子代的过程。基因决定一个人的性别、眼睛的颜色、身高、皮肤颜色、气质、性格、疾病等等。诚然，遗传因素似乎奠定了我们生理反应及个性发育的基础，但我们不能陷入把一切都归咎于遗传的误区。

疾病遗传。有些变异可能引起不同的病理过程而表现为遗传性疾病。遗传性疾病并不一定是生下来就表现出来的，如精神病，要到一定年龄才表现出来，有的甚至要到30~40岁才出现症状。有严重遗传性疾病的胚胎或胎儿往往发育不正常，容易夭折，即使活到出生，也会有先天异常的表现。

智力遗传。一般说来，智力的遗传因素约占60%。就智力而言，遗传可以提供智力的上下限度。即智力高低的可能性，天赋极佳者和天赋极差者都是少数，大部分人的智力都属于中间型。对绝大多数人来说，后天条件如教育、个人学习和实践是智力差异的重要因素。如果说遗传是可塑性的，那么后天环境就是塑造力量。

长相遗传。人体最具遗传表征的身体部件是肤色、身高、下颚、鼻子、眼睛、耳朵、秃顶、青春痘等。由于遗传，儿女很像父母。但并不是和父母长得完全一样，兄弟、姐妹之间也没有长得完全一样的。遗传保证了物种的延续，而这种延续又不是简单的复制。人类的许多变异属于正常生理范围，如高矮、胖瘦、肤色、血型等。

准备做妈咪的女性，可以到医院通过遗传咨询，配合有效的产前诊断和选择性流产的措施来降低遗传发病率。

第二节　准妈咪孕前计划

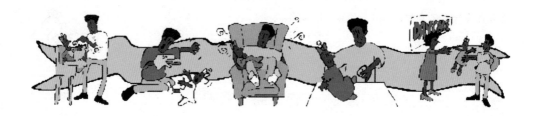

〖孕情记案〗

　　有许多决定要宝宝的准妈咪来咨询，问孕前还需要哪些准备。我告诉她们别忘了先拟订一份详细的孕前计划，一份详细的计划能让准妈咪、准爸爸做事有条理，遇事也能做到处乱不惊，更能让夫妻双方为健康宝宝的到来做好充分的准备。

〖诊情解答〗

　　下面就是具体的计划内容，主要分为4个阶段的准备工作：孕前6个月；孕前4个月；孕前3~2个月；孕前1个月到怀孕开始。

计划一期：孕前6个月

了解生育知识

　　孕前有计划地了解一些与生育相关的知识无疑对孕育一个健康的宝宝是非常重要的，这些知识大体包括生殖生理、遗传与优生、对生育有害的主要因素、孕前准备注意事项等。

调整生活方式

　　不良的生活方式是看不见的"杀手"。准爸爸、准妈咪如果计划好了要生宝宝，就应尽量在怀孕前9个月戒烟酒。因为吸烟与不育症有极大的关系，尤其对男性不育方面的影响更大。而且已有实例证明，吸烟能破坏吸烟者身体细胞中的染色体（遗传因子）。酒精是第二类怀孕时必须禁忌的物品，它对男性生殖系统有毒害作用，使精子活动不正常。喜欢喝咖啡的准妈咪也要把咖啡的量限制在一天一杯之内，至于可乐等饮料最好是彻底杜绝，代之以新鲜果汁或蔬菜汁。此外，准爸爸最好还不要留须，因为胡须会吸附空气中的灰尘和污染物，通过呼吸进入体

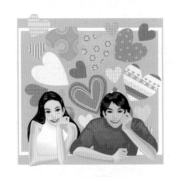

内，影响生产精子的内环境，也可能在与妻子接吻时将各种病原微生物传染给准妈咪。

做个全面体检

孕前做个体检，测试一下自身的健康状况，是维护女性生殖健康、培育健康宝宝的最基本行动。你可以去医院"计划生育科"或是妇科，向医生说明来意，请她们指导你做相应的检查。如果发现疾病，应尽快医治，以免服用的药物对日后怀孕产生不良影响。

要配合医生做妇检

准备事项：在妇检之前的24小时内不要冲洗阴道，特别是当阴道分泌物增多，有难闻气味的时候。水可把引起疾病的细菌冲掉，影响医生做出正确的诊断。做外阴检查时不要憋尿，可以先去卫生间排空。检查时不要紧张，深呼吸、松弛腹肌。

阴道窥镜检查：阴道窥镜是鸭嘴形的，医生用它打开阴道，观察阴道内及子宫颈口的情况。这时一定要放松，轻轻呼吸，转移注意力。

当检查结束后，医生会把检查结果记录在病历上，如果需要治疗还要开出处方。这是请医生解释检查情况的最好时机。

孕前优生检查项目

孕前优生检查的项目，就像我们接受健康检查一样，项目可多可少。

以下针对几个比较重要的项目进行了解。

一般血液计数检查（CBC）：这项检查可以知道血红素的高低，如有贫血可以先治疗，也可以得到血小板的数值。血小板与凝血机能有关，因生产时或多或少都会出血，所以有血小板问题的人要先治疗才适合怀孕。这项检查也可测得红血球的大小（MCV），因为华族为高比例的地中海贫血基因携带者。地中海贫血基因携带者红血球会比较小，MCV会小于80。而这种病为隐性遗传疾病，要父母都为基因携带者，下一代才会受影响。

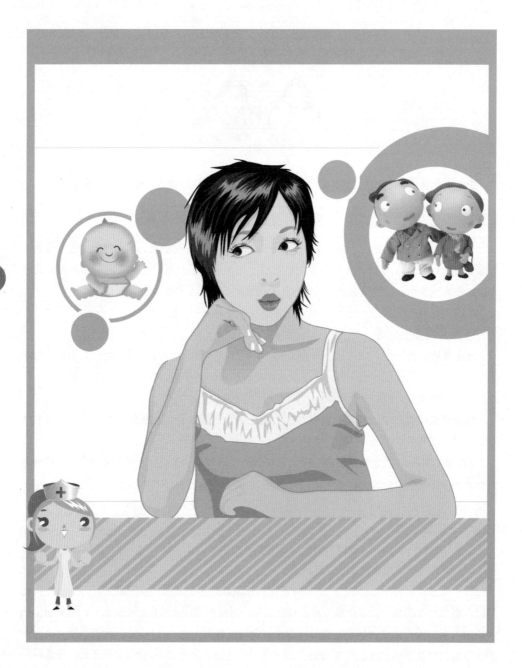

因此，如果准妈咪的MCV小于80，则准爸爸也须抽血。如果双方都是小于80，则须做更进一步的检查；如只有一方MCV小于80，则不用担心。

地中海贫血是一种可以产前便诊断出的遗传疾病，所以近年来新生儿有地中海贫血者已经非常少了。因此一般血液计数检查（CBC）可说是一种花费很少，而结果很重要的检查。

子宫颈抹片检查：怀孕时才发现有子宫颈癌的事情时有耳闻，所以一个简单的子宫颈抹片检查就可以让准妈咪们在怀孕时更安心，毕竟一个好的子宫才能孕育出健康的胎儿来。

身体理学检查：有经验的医生时常从简单的理学检查就可诊断出一些常见的疾病，如甲状腺疾病、自体免疫性疾病等。

B型肝炎检查：B型肝炎本身不会影响胎儿，即使妈咪是高传染或者是B型肝炎带原者，新生儿也可立刻打免疫球蛋白保护。但是在孕前知道一下自己是否为B型肝炎带原者总是比较安心。如果既不是带原者也没有抗体，可以先接受B型肝炎疫苗预防注射，预防胜于治疗。

德国麻疹抗体检查：在怀孕时患有德国麻疹会造成胎儿异常，所以没有抗体的准妈咪最好先去接受德国麻疹疫苗注射，但要注意的是疫苗接种后3个月内不能怀孕，因此要做好避孕措施。

梅毒血清检查及艾滋病病毒检验：这是两种性传染病的检查。梅毒会影响胎儿，但只要完全治疗好便可安心怀孕；而艾滋病则不能痊愈，所以检查是很必要的，不要让无辜的艾滋病宝宝来到这个世界。

以上提到的数项孕前优生检查非常简单，只要花费半天时间，几乎所有医院妇产科都可以做，是每个准妈咪都适合的检查。

其他特殊的检查，主要是针对各种不同的遗传疾病，需一一分别咨询。

治疗疾病

想要顺利地生育一个健康、聪明的宝宝，夫妇双方的身体必须是健康的。如果夫妇在某一方面患有疾病，就会影响胎儿的形成和健康发育。所以如果夫妇一方患有影响怀孕的疾病，应当认真治疗后再怀孕，这不仅是生育一个健康聪明宝宝的必要条件，也是保证孕妈咪安全度过孕期生活的必要措施。

与宠物谨慎相处

带宠物去医院做个体检，并检测一下弓形虫的抗体，如呈阳性，你依旧可以把它留在家里，只是从此以后你将每月至少带宠物去医院检查一次，以确保百分百的安全。

患病女性孕前须知

健康出现问题的女性，要生育也不是绝对不可能的事，但必须向妇产科医生及治疗疾病的医生咨询，了解怀孕对自己及胎儿的影响。

怀孕期间小心服药：有慢性病的女性也必须清楚知道，她们所吃的治疗药是否会对胎儿造成危险。必要时要调整剂量，例如孕妈咪调整控制高血压和甲状腺问题的药，可以减低婴儿畸形的危险。

慢性病女性患者要多见医生：有慢性疾病的女性，应当去见妇产科医生并做怀孕前健康检查，同时也必须向治疗慢性病的医生咨询，了解疾病对身体及胎儿的影响。

治疗后可怀孕的慢性病：女性带病怀孕，不仅对本人有害，使病情加重，而且还会危及胎儿。不过，也并非所有的病人都不能怀孕。因为有些慢性病短时间不能治愈，但经过合理、恰当的治疗，待病情好转后也可以怀孕。

这些疾病主要有

阴道炎：霉菌性阴道炎会使胎儿在分娩过程中感染上霉菌。因此，患有霉菌性阴道炎的女性，应在治愈之后再受孕。

膀胱炎、肾盂肾炎：这两种是女性常见病，必须经过彻底治疗，待治愈之后才能怀孕。

糖尿病：一般情况下，怀孕会加重糖尿病的病情，而且危害胎儿，所以病人不宜怀孕。但如属于轻型，不用胰岛素就可以控制住尿糖，体质也好，可以在正确治疗并控制好尿糖和血糖的情况下受孕。孕后要加强产前检查和自我保健，饮食控制更应严格些，并要得到医生的指导。

贫血：在怀孕前如发现患有贫血，首先要查明原因，确定是属于哪一种原因引起的贫血，然后进行治疗。如系缺铁性贫血，要在食物中增加含铁和蛋白质丰富的食品，如仍不好转，应服用铁剂，待贫血基本被纠正之后，即可怀孕。

肝脏病：对于迁延型慢性肝炎，如病情轻微、肝功能正常，病人年轻且体质又好，经过适当治疗也可以怀孕。但在怀孕后，应坚持高蛋白饮食和充分休息，加强孕期监护。

心脏病：所有的心脏病人必须经医生同意后，方可怀孕。有些心脏病人还需要应用一些药物，甚至必须住院接受治疗和监督，不可大意，整个孕期应得到医生的指导。

高血压病：在受孕前应按医生嘱咐进行合理治疗，把血压控制在允许的范围之内，自觉症状基本消失即可怀孕。但应比一般孕妈咪更加注意孕期检查，经常测量血压，并提防妊娠中毒症的发生。

肾脏病：严重的肾脏病均不宜怀孕。症状较轻且肾功能正常者，经医生允许后可以怀孕，但要经过合理治疗，必须把浮肿、蛋白尿和高血压等主要症状控制住，怀孕后也应警惕妊娠中毒症的发生。

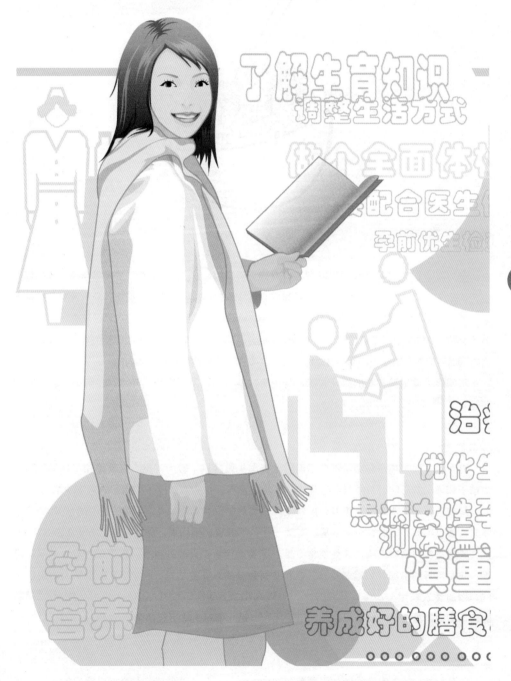

了解生育知识

调整生活方式

做个全面体检

配合医生

孕前优生检查

治疗

优化生

患病女性孕

测体温

慎重

养成好的膳食

孕前营养

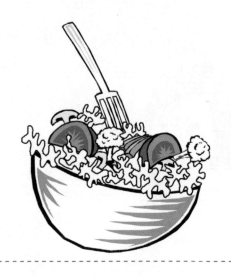

养成好的膳食习惯

少吃刺激性食物或加工过度的食物。

食物种类要多、杂、粗，不要太精细，食用五谷杂粮最好。加上花生、芝麻等含有丰富的促进生育的微量元素锌和各种维生素，以及适量的含动物蛋白质较多的猪肝、瘦肉，新鲜蔬菜和各种水果，就会对男子精液的产生起到良好的促进作用。合理的饮食除能提供合格的精子和卵子外，还给准备受孕的女性提供了在体内储存一定养料的机会。因为在怀孕早期，胚胎需要的养料主要是从子宫内膜储存的养料中取得，而不是靠母体每日饮食和胎盘来输送到胎儿体内的。

烹调要尽量保持食物的原汁原味，避免暴饮暴食，日常多饮用白开水，少喝果汁、碳酸饮料等。

孕前饮食

男女双方因为精子和卵子不合格而导致受孕失败的例子较为常见。在改善和排除不利因素对精子和卵子的影响时，适当地注意饮食，加强营养，也会改变精子和卵子的某些缺陷。

孕前营养对于优生非常重要，所以要养成良好的饮食习惯。不同食物中所含的营养成分不同，含量也不等。因此，应该尽量吃得杂一些，不偏食、不忌嘴，保证营养均衡全面。

要避免各种食物污染，注重饮食卫生。尽量选用新鲜天然的食品，避免服用含添加剂、色素、防腐剂等的食品，如罐装食品、饮料及有包装的方便食品等。蔬菜应充分清洗，水果应去皮，以避免农药污染。多饮用白开水，不喝咖啡、茶等刺激性饮品。炊具用铁制或不锈钢制品，不用铝制品或彩色搪瓷用品，以免铝元素、铅元素对人体造成伤害。

孕前营养

怀孕前就一定要有意识地加强营养，科学饮食，为胎儿的形成和孕育提供良好的基础。卵

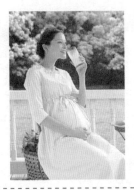

子和精子的生长发育期约为3个月，在孕前3个月就应为怀孕的开始作准备。孕前3个月至半年有较好的身体状态与营养，对胎儿的健康发育很重要。

1. 增加蛋白质摄入：蛋白质是人类生命的基础，是脑、肌肉、脏器最基本的营养素，占总热量的10%～20%，计划怀孕的夫妇应增加蛋白质的摄入量。平时每天每千克体重1～1.5克，而现在得加至1.5～2.0克，故应多进食肉、鱼、蛋、奶、豆制品等。

2. 保证脂肪的供给：脂肪是机体热能的主要来源，其所含必需脂肪酸是构成机体细胞组织不可缺少的物质，增加优质脂肪的摄入对怀孕有益。

3. 多吃含钙丰富的食物：钙是骨骼与牙齿的重要组成成分，怀孕时的需要量为平时的2倍。孕前未摄入足量的钙，易使胎儿发生佝偻病、缺钙抽搐；孕妈咪因失钙过多，可患骨质软化症，抽搐。因此，孕前开始补钙，对孕期有好处，且钙在体内贮藏时间长，所以应多进食鱼类、牛奶、绿色蔬菜等含钙丰富的食物。

4. 多吃含铁丰富的食物：铁是血色素的重要成分。如果铁缺乏就会贫血。胎儿生长发育迅速，每天约吸收5毫克铁质，且孕期女性血容量较非孕时增加30%，也就是平均增加1500毫升血液，如果缺铁，易致孕妈咪中晚期贫血。铁在体内可贮存4个月之久，在孕前3个月即开始补铁很有好处。含铁多的食物有牛奶、猪肉、鸡蛋、大豆、海藻等，还可用铁锅做饭炒菜。

5. 补充维生素：维生素不仅是人体生长发育的必需，同样是生殖功能正常的需要。人体维生素缺乏，怀孕了容易有缺陷，如骨骼发育不全、抵抗力弱、贫血、水肿、皮肤病、神经炎，还可流产、早产和死胎，或影响子宫收缩，导致难产。故在孕前就应有意识地补充维生素，多进食肉类、牛奶、蛋、肝、蔬菜、水果等。

6. 补充叶酸：叶酸不足可引起巨细胞性贫血，胎儿畸形发生率增加，甚至葡萄胎、神经器官缺陷等。孕前半年在医生指导下直接补充叶酸或多进食肝、绿叶蔬菜、谷物、花生、豆类等，特别是已生过畸形儿的女性，孕前和孕早期补充叶酸，能有效地预防胎儿畸形的发生。

7. 补充锌：锌是人体新陈代谢不可缺少的酶的重要组成部分。锌缺乏可影响生长发育，使得身材矮小，并影响生殖系统，女性不来月经，男性无精或少精。因此孕前应多吃含锌的食物，如鱼类、小米、大白菜、羊肉、鸡肉、牡蛎等。

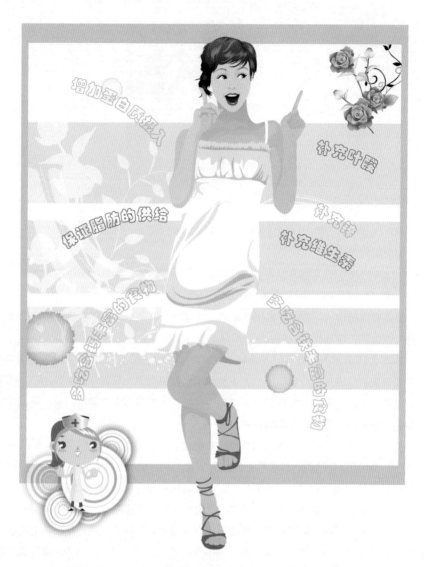

增加蛋白质摄入

补充叶酸

保证脂肪的供给

补充锌

补充维生素

多吃含丰富的食物

多吃含铁和叶酸的食物

24

    男性在孕育下一代过程中的作用是精子的提供者，以后就不再担当重任。所以相对于准妈咪来说，男性的营养就更为重要。男性在女性打算怀孕前半年即应补充一些有利于精子生长发育的营养食物，如锌、蛋白质、维生素A和其他某些矿物质如铜、钙等。

    总的来说，在计划怀孕前3个月，夫妻双方都应尽量吃好吃饱，保证营养合理、平衡。营养状况好的具体指标是：夫妻双方体重均有一定增加，但不能过胖。

    具体来说，建议夫妻双方每天摄入畜肉150～200克，鸡蛋1～2个，豆制品50～150克，蔬菜500克，水果100～150克，主食400～600克，植物油40～50克，硬果类食物20～50克，牛奶500毫升。

5种体质孕前饮食调养

在饮食方面，孕前女性在饮食上要多补充新鲜蔬果和优质蛋白质，如鸡蛋、牛奶、瘦肉等；孕前和怀孕头3个月每天服用0.4毫克叶酸，可降低胎儿神经管畸形的发生。

孕前做一次身体全面检查，排除器质性疾病，然后结合月经情况，居家以气、血、阴、阳为重要法则，辅以调肝、补肾、健脾进行孕前调养。这样，可以使做妈咪的愿望更加顺利地实现。

---

1. 肝郁体质调养方案

体质特征：胸肋部、小腹胀痛或窜痛；胸闷，喜欢长出气；抑郁或易怒；咽喉如梗，吞之不下，吐之不出；乳房胀痛、月经不调、痛经或闭经。

调养要点：忌食油腻及不易消化的食物。

调养妙方

郁芍兔肉汤：兔肉100克，白芍15克，郁金12克，陈皮5克。将兔肉洗净切块，与白芍、郁金、陈皮一起入锅，文火煮2小时，再加食盐调味即可，食肉饮汤。可理气解郁。

---

2. 血虚体质调养方案

体质特征：面色苍白，或者枯黄，没有光泽；嘴唇、指甲缺少血色；头晕目眩，心悸失眠，手足麻木；月经量少，月经延期，或闭经；舌淡苔白。

调养要点：忌食辛辣之品。

调养妙方

乌贼骨炖鸡：乌贼骨30克，当归30克，鸡肉100克，精盐适量。把鸡肉切丁，当归切片，乌贼骨打碎后用纱布包好，所有材料同装入陶罐内，加清水500毫升，上蒸笼蒸熟。每日1次。一般3~5次可见效。乌贼骨有收敛止血的作用，当归和鸡肉都是补血佳品，所以对血虚型月经量过多颇具疗效。

枸杞肉丁：猪肉250克，枸杞子15克，西红柿酱50克。将猪肉洗净后切成小丁，用刀背拍松，加酒、盐、湿淀粉拌匀，用七成热的油略炸后捞出，待油热后复炸并捞出，油沸再炸至酥膨起。枸杞子磨成浆，调入西红柿酱及适量的糖和白醋，兑成酸甜卤汁后倒入余油中，炒浓后放入肉丁，拌匀即可。能补益肾精、滋养阴血。

---

3. 气虚体质调养方案

体质特征：身倦乏力，少气懒言，爱出汗，劳累时症状加重；头晕目眩，面色淡白。

调养要点：可食一些补中益气的药膳，如红枣、桂圆、羊肉、高良姜等。

调养妙方

枸杞莲子汤：莲子150克，枸杞子25克，白糖适量。将莲子用开水泡软后剥去外皮，去莲心，再用热水洗两遍；枸杞子用冷水淘洗干净待用；钢精锅加适量清水，放入莲子、白糖，煮

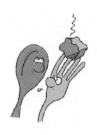

沸10分钟后放入枸杞子再煮10分钟，即可盛碗，佐餐食之。能补中益气，补肾固精，养心安神。为肝肾不足、眩晕、耳鸣、腰酸、气短等症的食疗佳品。

4. 阴虚体质调养方案

体质特征：形体偏瘦，面色偏红；时常午后感觉烘热，口燥咽干；舌红，苔少或干；喜冷饮；易心烦急躁，夜寐不安或梦多；大便偏干。

调养要点：少食助阳之品，多食黑木耳、藕汁等清热、凉血止血之品。

调养妙方

淡菜薏仁墨鱼汤：淡菜60克，干墨鱼100克，薏仁30克，枸杞子15克，猪瘦肉100克。将墨鱼浸软洗净，连其内壳切成段；淡菜浸软后洗净；猪瘦肉亦洗净切块；薏仁、枸杞子略洗。把所有材料一齐入沙锅，加清水适量，大火煮沸后改文火煮3小时，最后下盐调味即可。可滋阴补肾。

海参粥：海参15克，大米60克，葱、姜末各适量。将海参泡发后洗净，切成小块，大米洗净后入锅中，加入海参、葱、姜末和适量盐及水，熬成粥即可。可滋阴养血、清泻虚火。

5. 阳虚体质调养方案

体质特征：形体偏胖，精神状态不好，总没精打采；面色灰暗，缺少光泽；经常感到身体疲惫，没有力气，喜欢躺着；怕冷，四肢发冷，手脚经常发凉；浑身无力，懒得说话，语声低微；口中乏味，不喜喝水或喜热饮；大便偏稀，小便多，或浮肿，小便不利。

调养要点：饮食上应注意少吃寒凉、生冷之品。

调养妙方

温补鹌鹑汤：菟丝子15克，艾叶30克，川芎15克。将三者加清水1200毫升煎至400毫升，去渣取汁；将药汁与2只宰好洗净的鹌鹑一同隔水炖熟即可。可温肾固冲，适用于女性宫寒、体质虚损者。

虫草全鸡：冬虫夏草10克，老母鸡1只，姜、葱、胡椒粉、食盐、黄酒各适量。将老母鸡宰杀去毛、内脏，洗净，将虫草与葱、姜一同放入鸡腹中，放入罐内，再注入清汤，加盐、胡椒粉、黄酒，上笼蒸1.5小时，出笼后去姜、葱，加味精调味即可。可补肾助阳，调补冲任。

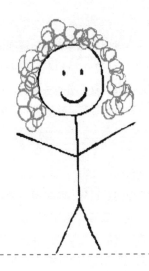

高龄女性孕前准备

一般女性在25岁时半年内受孕率达60％，30岁后则降至30％以下，若35岁以后再要宝宝，除了容易不孕不育外，往往还会有其他不利影响。

不过，计划怀孕的高龄初产女性也不要过于紧张，只要做好孕前检查，消除疾病，辅以生活调理，也能怀上聪明健康的宝宝。

1. 妇科检查：高龄女性较易发生妇科肿瘤，同时一些肿瘤在怀孕时发展加速，治疗上还要顾及胎儿安全，所以必须做妇科检查确定有无子宫、卵巢、输卵管肿瘤及宫颈癌。

2. 检测血压：年龄增长会使血管弹性减低，血液黏稠度增大，从而导致血压上升。血压高于140/90毫米汞柱应控制正常后再考虑怀孕，否则会导致妊娠高血压，甚至发生抽搐、昏迷。

3. 心电图、超声心电图检查：心脏病的发生率往往随年龄的增长而增高。由于怀孕时血容量比平常增加45%，胎儿及母体耗氧量也增加，使心脏负担加重，若有心脏病，怀孕时就有可能发生心力衰竭，危及母婴生命。

还有，血尿便常规、血清学、遗传病学检查也要做。

另外，由于人体肌肉力量会随年龄增高而降低，高龄初产妇孕前要适当运动，保持肌肉力量，为分娩和产后体形恢复做准备。

慎重用药

孕前因病或其他原因服药时，也要特别注意。因为一些药在体内停留和发生作用的时间比较长，可能会对胎儿产生影响。在计划怀孕前3个月就应当慎重地服药。抗组织胺剂、起解热镇痛作用的阿司匹林都不宜长期使用。为治疗贫血而服用铁的剂量，在准备怀孕前要同医生商量，了解是否会对胎儿产生不良影响。用药前要了解此药在体内所起作用以及是否会对数月后的怀孕、胎儿的形成及发育带来影响，最好能够认真地请教医生或有关专家。

测体温、验精液

基础体温是女性清晨起床尚未活动时的体温，从月经到排卵前的这段时间，体温比较低。当开始排卵的时候，体温急剧升高，黏液分泌旺盛，表明是受孕的好时机。连续几个月的记录，可以检测出排卵的稳定程度。另外，让老公也去医院，在医生的帮助下，采集精液样本，分析精子的数量、移动性和活力，判断是否有足够的、高质量的精子。

优化生活环境

迄今已知有多种病毒能通过胎盘危害胎儿，可以引起死胎、早产、胎儿宫内生长发育迟缓、智力障碍或畸形。而这些病毒常可通过猫、狗等家畜传播。因此，计划怀孕的夫妻就应停止接触猫、狗及其他家畜。宠物暂时要隔离，房间通风很重要，绿化清洁要做好。如果工作中经常接触化学物质、超强电磁波等，在准备受孕期间就要特别小心。要避免接触放射线，包括X摄片、CT等，也要注意避免暴露于较高强度的电磁场环境，如大量使用高功率电器的场所。如有所接触，则避孕1～3个月再怀孕比较明智。暂离高温作业、震动作业和噪音过大的工作；暂离医务工作。尤其是孕妈咪在生活中应尽量少接触染发剂；一天超过8小时以上的微机操作显然也是不健康的；在办公室应每隔3小时离开一下空调环境，去户外呼吸新鲜空气。受孕时你要避开自然界环境的这些变化：太阳磁暴、地震、日月食、月圆之夜。这些都会使人的情绪发生很大变动，并且使精卵细胞质量下降。最好不要在新装修好的居室里受孕，因为装修材料中的有害气体无法在短时间里完全散发掉，因而会危及胎宝宝健康，增加先天性畸形、白血病的发病率。所以在计划受孕前，应尽力排除这些不利因素的干扰，创造一种良好的受孕氛围。

计划二期：孕前4个月

精算出排卵日

为了提高受孕率，要算好排卵日。也就是月经来潮当日加上15天，如果平时月经周期不够准确，也可以按照预计下次月经来潮之日向前推14天的方法计算。

与牙医"约会"

孕期如果发生牙病，不管从治疗手段还是用药方面都会有很多禁忌，因为用药不仅会影响孕妈咪的健康，严重的还会导致胎儿发育畸形、流产或早产。因此，最好在怀孕前就防患于未然。此外，还要找牙医检查一下，确保牙齿健康，以免后患。

执行健身计划

制定良好的作息时间；多了解生育知识；多听音乐，尤其是古典音乐；调节孕前心情，保持和谐的相处及良好的沟通；保持性生活的愉悦；解除孕前焦虑；调节工作压力。在进行至少

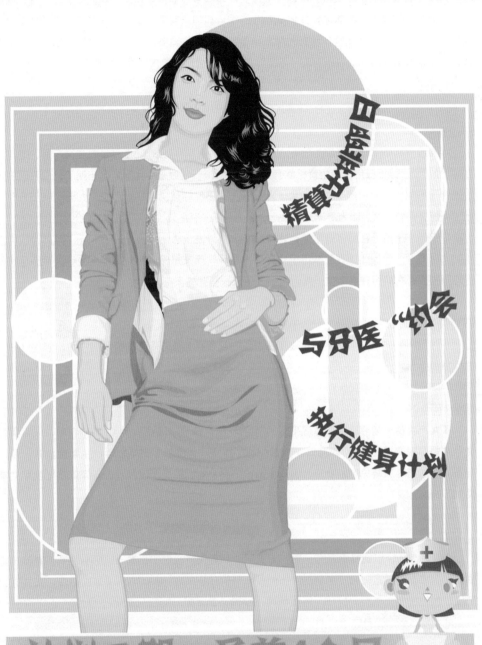

精算出排卵日

与牙医"约会"

执行健身计划

计划二期：孕前4个月

一个月以上有规律的运动后再怀孕，可促进女性体内激素的合理调配；确保受孕时女性体内激素的平衡与受精卵的顺利着床，并促进胎儿的发育和加强宝宝身体的灵活程度，避免怀孕早期发生流产；还能明显地减轻分娩时的难度和痛苦。晨跑、瑜伽、游泳等运动形式都是不错的选择，即便是每天慢跑和散步也有利于改善体质。运动可以不要求强度，但要坚持。

计划三期：孕前3～2个月

停止避孕

如果你一直都用口服避孕丸来避孕，那么应在决定怀孕月的前6个月停服避孕药品，或至少在怀孕前3个月停止服用，使生育机能有足够时间逐渐恢复过来。停服避孕药期间，你可以采用别的避孕方法，如男用避孕套及女用子宫帽等。如果你怀疑自己在服用避孕丸期间有了身孕，就应尽快去请教医生。因为避孕丸中的荷尔蒙（激素）有危险性，可能影响胚胎的早期发育。

如果你是采用子宫环来避孕的，在计划怀孕前只需请医生代为除去子宫环便可，无须再用别的方法避孕。但假如你在配戴了子宫环后发觉怀孕而又想保留胎儿，那么应尽快请医生将子宫环除去。子宫环留在受孕的子宫内会引致小产或婴儿先天不足。

调整性生活频率

在计划怀孕的阶段里，要适当减少性生活的频率。准爸爸应增加健身的次数，以保证精子的数量和质量。

避免高温

睾丸产生精子需要比正常体温低1～2℃的环境，精子的成熟周期大约为3个月，所以男性做计划授孕时要提早3个月才有效。高温和局部挤压对男性的生育功能会产生明显危害，所以准备怀孕的男性应避免穿紧身裤、泡热水浴或洗桑拿浴，以免高温和局部频繁摩擦使生精功能受到影响。

加强锻炼

调整好身体，以便身体在怀孕期和哺乳期间一直保持在最佳状态，以承受养育、教育宝宝的重任。想要做到这一点，未来的妈咪们在怀孕前就应该进行身体素质方面的锻炼，如游泳、登山、做广播操、长跑、打球、练健美操、跳舞、武术等。每日只需用15分钟时间，坚持2个月，就可以达到增强身体素质的目的。

考虑TORCH筛选

这是一项针对至少5种可能严重危害胎宝宝发育的宫内感染病原体而进行的筛选。

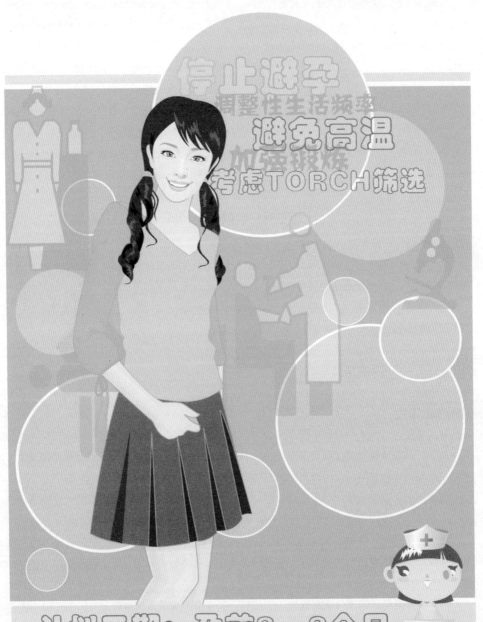

TORCH是一组病原微生物的英文名称缩写。T代表刚第弓形体（Toxoplasmagondii），R代表风疹病毒（RubellaVirus），C代表巨细胞病毒（CytomegaloVirus），H代表单纯疱疹病毒I、II型（HerpessimplexVirus），O（Otherinfections）代表其他相关病原体，如乙肝病毒、梅毒螺旋体等。孕妇如感染TORCH有可能引起流产、死胎、早产、先天畸形、智力障碍和围产期感染等不良妊娠或出生缺陷。不同病原体导致的宫内感染对胎儿造成的不良后果也不尽相同，巨细胞病毒感染和单纯疱疹病毒感染可造成多脏器损害；风疹病毒感染可导致先天性风疹综合征，主要表现为耳聋、白内障和先天性心脏病；弓形虫感染可侵害神经系统。总之，宫内感染对胎儿的危害最常见的是胎儿宫内发育迟缓和智力发育障碍，因此医生建议计划生育和结婚的女性很有必要进行优生优育项目TORCH筛查，最大限度保障生育一个健康的宝宝。

计划四期：孕前1个月到怀孕

设计孕程

经过长时间的准备，夫妻双方的身体都处在孕育宝宝的最佳状态了，现在就将进行最后的冲刺阶段。为了自身和宝宝的健康，每一位准妈咪在这个月里应尽可能地放松心情，放弃一切"防范措施"。为了增加"命中率"，选个最容易中标的夜晚同房，一个可爱而健康的"准宝宝"就可能会如愿以偿地落户于你的子宫。

另外，每一位准妈咪都不要忽略孕前检查这道程序，以便及时发现自身健康存在的问题，及时治疗，以免延误要宝宝的时机。

准爸爸的体检

有的准爸爸认识上存在着一个误区，认为孕育孩子更多的是妻子的责任，自己做不做检查无关紧要。其实健康的宝宝更需要优质的"种子"，对于孩子的孕育，你的健康同样重要。准爸爸的孕前检查也必不可少，因为比如无精子症等疾病自身并不一定有不适感觉。

健康宝宝是健康的精子和卵子结合的结晶，因此准爸爸孕前检查最重要的就是精液检查。3～5天不同房是进行精液检查的最佳时机，通过检查，你可以获知自己精子的状况。

如果精子的活力不够，就应从营养上补充；如果精子过少，则要反省一下自己的不良习惯，戒掉烟酒、不穿过紧的内裤等；如果是无精症，则要分析原因，决定是否采用现代的助孕技术。

孕前检查要排除有遗传病家族史，比如自己的直系、旁系亲属中有没有人出现过习惯性流产的现象，或是生过畸形儿，根据这些状况判断染色体出现平衡异位，以减少生出不正常宝宝的可能性。必要时准爸爸最好跟妻子一起进行染色体异常检测，排除遗传病。

泌尿生殖系统的健康对宝宝也很重要，这项检查是孕前体验必不可少的。生殖系统是否健全是孕育宝宝的前提，除了排除这些因素外，还要考虑传染病，特别是梅毒、艾滋病等，虽然

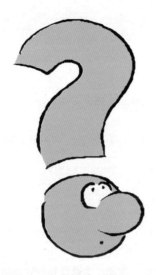

这些病的病毒对精子的影响现在还不明确，但是这些病毒可能通过爸爸传给妈咪，再传给肚子里的宝宝，使他们出现先天性的缺陷。

虽然肝功能不全是否能够通过精子传染到现在还没有定论，但极容易传染给朝夕相处的伴侣，甚至通过母体传染给宝宝。为了保险起见，做一个全面的肝功能检查也是准爸爸的职责所在。

预产期设定

由于每一位准妈咪都难以准确地判断受孕的时间，所以医学上规定，以末次月经的第一天起计算预产期，整个孕期共为280天，10个妊娠月（每个妊娠月为28天）。准妈咪在妊娠38~42周内分娩，均为足月分娩。由于每位女性月经周期长短不一，所以推测的预产期与实际预产期有1~2周的出入也是正常的。主要的计算方法有以下几种：

1. 根据末次月经计算

末次月经日期的月份加9或减3，为预产期月份数；天数加7，为预产期日。

例如：

王女士的末次月经是2009年3月13日，其预产期约为：2009年12月20日。

高女士的末次月经是2008年5月28日，其预产期约为：2009年3月5日。

准妈咪也可以从末次月经第一天起向后推算，到第280天就是预产期。

2. 根据胎动日期计算

如果记不清末次月经日期，也可以依据胎动日期来进行推算。一般胎动开始于怀孕后的18~20周。计算方法为：初产妇是胎动日加20周；经产妇是胎动日加22周。

3. 根据基础体温曲线计算

将基础体温曲线的低温段的最后一天作为排卵日，从排卵日向后推算264~268天，或加38周。

资金需用情况

1. 孕前体检项目及费用

第一项检查：肝功能

内容：肝功能检查目前有大小功能两种，大肝功能除了乙肝全套外，还包括血糖、胆质酸等项目，比较划算。

目的：如果妈咪是肝炎患者，怀孕后会造成胎儿早产等后果，病毒还可直接传播给宝宝。

方法：静脉抽血。

时间：孕前3个月。

价格：70元左右。

对象：育龄夫妇。

第二项检查：生殖系统

内容：通过白带常规筛查滴虫、霉菌、支原体衣原体感染、阴道炎症，以及淋病、梅毒等性传播性疾病。

目的：检查是否有妇科疾病。如患有性传播疾病，最好先彻底治疗，然后再怀孕，否则会引起流产、早产等危险。

方法：普通的阴道分泌物检查，多数女性不会有什么感觉，但是检查时放松能让你不那么敏感。

时间：孕前任何时间。

价格：80元左右，衣原体和支原体检查150元左右。

对象：所有育龄女性。

第三项检查：尿常规

目的：有助于肾脏疾患的早期诊断。因为10个月的孕期对妈咪的肾脏系统是一个巨大的考验，身体的代谢增加，会使肾脏的负担加重。

方法：查尿。

时间：孕前3个月。

价格：10元左右。

对象：育龄女性。

第四项检查：染色体异常

内容：检查遗传性疾病。

方法：静脉抽血。

时间：孕前3个月。

价格：110元左右。医院一般每星期做一次检测，两个星期后拿结果。

对象：有遗传病家族史的育龄夫妇。

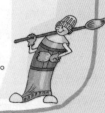

第五项检查：脱畸全套

内容：包括风疹、弓形虫、巨细胞病毒三项。

目的：60％～70％的女性都会感染上风疹病毒，一旦感染，特别是怀孕头3个月，可能引起流产和胎儿畸形。

方法：静脉抽血。

时间：孕前3个月。

价格：全套240元左右。医院一般每星期做一次检测。

对象：所有育龄女性。

第六项检查：妇科内分泌

内容：包括卵泡促激素、黄体生存激素等6个项目。

目的：月经不调等卵巢疾病的诊断。

方法：静脉抽血。

时间：孕前。

价格：全套300元。第三天出检查结果，不同医院价格有所浮动。

对象：月经不调、不孕的女性。

第七项检查：ABO溶血

内容：包括血型和ABO溶血滴度。

目的：避免婴儿发生溶血症。

方法：静脉抽血。

时间：孕前3个月。

价格：25元左右。医院一般每星期做一次检测。

对象：女性血型为O型，丈夫为A型、B型，或者有不明原因的流产史者。

第八项检查：口腔

内容：如果牙齿没有其他问题，只需洁牙就可以了；如果牙齿损坏严重，就必须拔牙。

目的：避免孕期患牙病。如果孕期牙齿痛，考虑到治疗用药对胎儿的影响，很多药物不能使用，因此治疗起来很棘手，受苦的将是孕妈咪和宝宝。

时间：孕前6个月。

价格：100～1000元。

对象：育龄女性根据需要可能进行的检查。

---

2. 孕期费用

科学饮食，注意日常营养提供，可加补一些孕期常备之物。其余只保持正常的生活开销即可。

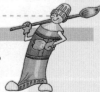

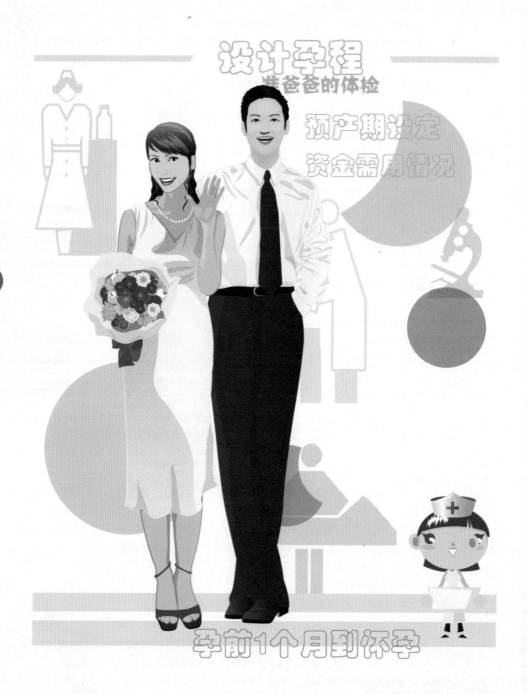

设计孕程
准爸爸的体检
预产期设定
资金需用情况

孕前1个月到怀孕

36

孕事记诊（1～10月）

第一节　认识怀孕

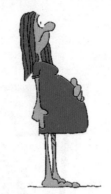

怀孕是怎样发生的

〖孕情记案〗

　　小雨夫妻结婚好几年了，总想生个小宝宝，可是总是事与愿违。时间长了，他们就担心是不是自己的身体有问题才不能怀孕。去医院检查后，两人的身体很正常，没有任何生育上的毛病。两人百思不得其解，就来询问怀孕究竟是怎么回事，怀孕需要哪些条件。

〖诊情解答〗

　　怀孕是发生在男女之间的一个相当复杂的生理过程，只有男性的精子和女性的卵子在特定时间特定环境中结合才可以怀孕。如果想怀孕的话，先了解这一生理过程的知识是非常有必要的。只有这样，才能恰当处理好怀孕及分娩当中遇到的问题，确保母婴的安全和健康。

　　女性在育龄期，卵巢每月会排出一个成熟的卵子。排卵日期在下次月经来潮前14天左右。卵巢排卵后，卵泡液带着卵子缓慢流出，借助输卵管的"拾卵"作用，卵子很快被输卵管伞部吸到输卵管内。卵子会在输卵管壶腹部停留以等待精子的到来。由于壶腹部输卵管液流速慢，卵子若在此处遇到精子即可受精。卵子自卵巢排出后可存活1~3天。卵子排出后24小时内均可受精，但一般认为以15~18小时之内受精最好。

　　性交时男子一次射精会排出大量的精子，一般为2亿~4亿个，然而只有极少数充满活力且幸运的精子能进入宫腔。精子进入了女性的阴道后，精子们立即就开始了长时间的"游泳"，从阴道游到子宫的入口。在那里，母体分泌出一种黏糊的液体，这种黏液成网状，卵子飞奔出来的时候，这个网是开着的，精子就很容易通过。这种网起到一个推波助澜的作用，帮助精子们继续往上游。顺利通过"关卡"的精子大约是射精时的千分之一。这以后，它们以每分钟2~3毫米的速度往前游，这在人类看来是何等的悠闲啊，但是小精子们已经是竭尽全力"飞"速前进了。这时，落后的精子是数之不尽的：有些体力不济的中途泄气了；有些没有干劲的早就放弃了；还有些在原地打转；有的则走错了方向。坚持到最后、一直游泳的精子数目还不到

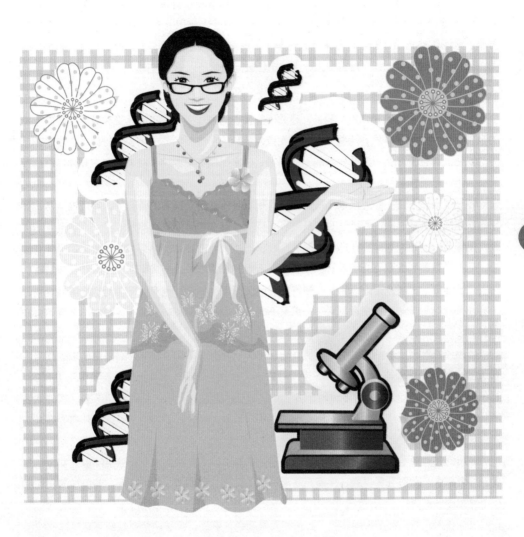

200个。而能游到输卵管壶腹部，与在那里等候的卵子结合的就更少了，一般情况下最终只有一个精子进入卵子，同时抑制其他精子的穿入，形成一个受精卵。受精卵经7～8天时间从输卵管到达子宫腔，着床并逐渐发育成为胎宝宝。

怀孕的生理征兆

〖 孕情记案 〗

　　小丽最近老是感觉很疲劳，每天总感觉睡不醒，做事没精打采的，胃口也不好，到吃饭时老是没食欲，一闻到荤腥的东西就感觉恶心反胃，想吐。她以为自己是着凉感冒了，所以不舒服。来医院检查后才知道，原来她是怀孕了，已经有4周多的时间了。对此结果，她很是吃惊，因为平时对相关知识了解得很少，生怕出什么问题，所以前来咨询。

〖 诊情解答 〗

　　除了通过医师的检查之外，其实，透过一些微小的生理变化，也能让受孕者感受到新生命的来到。当女性怀孕以后，随着受精卵的发育、胚胎的形成及胎儿的生长，母体也会发生一系列的变化。这些变化会引起孕妈咪的一些感觉，带来早期怀孕的种种征象。以下几种怀孕生理征兆告诉你可能怀孕了！

　　停经：婚后女性平时月经很正常，在没有采取有效的避孕措施的情况下，有过性生活，如果这次月经没有按时来，月经过期10日或10日以上，就很有可能是怀孕了。

　　早期反应：约半数女性在怀孕早期有恶心、不同程度的呕吐及偏头痛的现象，同时伴有头晕、乏力、嗜睡和食欲不振等症状。呕吐多在清晨及空腹时发生，或闻到油腻味和其他特殊气味会立即作呕。大多数孕妈咪喜欢吃酸性的、清淡可口的食物，也有的一会儿想吃这种食物，一会儿又想吃另外一种食物，但吃了一点又不想吃。这种早孕反应，多在怀孕2~3个月后自行消失。

　　基础体温升高：基础体温是指清晨醒来在身体还没有活动的情况下，立即测出来的体温。在正常情况下，基础体温曲线在女性排卵后由于孕激素的作用，会比排卵前升高0.3~0.5℃，直至月经前1~12天或月经的第一天开始下降。若基础体温上升后，月经到期未来，基础体温便可持续不降，如长达16天之久，则受孕的可能性较大。但需排除其他可致体温升高的因素，如全身感染性疾病等。

　　乳房变化：怀孕的征兆受增多的雌激素和孕激素影响，乳腺腺泡及乳腺小叶增生发育，使乳房逐渐增大。此时乳房发胀、疼痛，逐渐增大，乳头感到刺痛，乳晕变大、颜色加深，乳房皮下可见静脉扩张。

　　皮肤色素沉着：怀孕期间，除了乳头和乳晕颜色加深外，鼻子两侧面颊部可有对称的棕色妊娠斑，下腹部肚脐与阴阜之间可有一条颜色较深的妊娠线。初次怀孕的女性，妊娠斑是紫红色的；生过宝宝的女性，妊娠斑发白。

　　小便变化：停经50~90天之内小便次数会增多，但没有尿痛、尿急、发热等表现。怀孕早期出现尿频，是由于增大的子宫在盆腔内压迫膀胱所致。子宫体进入腹腔不再压迫膀胱时，尿频症状会自然消失。但到晚期胎头下降又有可能发生尿频。

子宫增大：怀孕1~2个月，孕妈咪下腹部有发胀的感觉，这是子宫增大的结果。此时子宫像鹅蛋那样大，一般在腹部触摸不到，除非腹壁特别薄而子宫前倾时才能摸到包块。

阴道分泌物的变化：阴道分泌物的主要成分是宫颈黏液，受卵巢分泌的激素的控制，在月经周期的前半期，即排卵期前，量由少渐渐增加，且越来越稀薄、透亮。到达排卵期，雌激素分泌达到高峰，宫颈黏液量也最多，黏性也最大，外观似蛋清样滑腻。排卵期这种宫颈黏液大量分泌可持续两天。排卵后，孕激素分泌阻止宫颈黏液大量分泌，阴道分泌物减少，约10天后月经来潮。这是目前认为自测排卵的一种方法。但须注意在病理情况下阴道分泌物会出现异常，应及时就医诊治。

已婚女性根据上述早孕现象，一旦怀疑自己怀孕了，就需要到医院做进一步的检查。个别女性除了月经过期外，无其他异常感觉，这就需要做进一步怀孕试验的检查。

调适孕期的心理压力

〖孕情记案〗

小丽怀孕前是个很开朗的人，和大家都很合得来。但是，最近她的脾气明显变得古怪了，动不动就生气，常为平时不会放在心上的一些小事而和周围的人吵嘴。尤其是回到家里，更是横挑鼻子竖挑眼的，一会儿说老公做的饭不合胃口，一会儿又说家里的东西到处乱放，没整理好。老公争辩了两句，小丽就觉得受委屈了，大哭起来，老公哄了半天她才恢复平静。这样反复几次后，老公也烦了，干脆出门去。小丽自己也觉得过分了，于是来咨询。

〖诊情解答〗

这是女性怀孕后因为生理变化而引起的心理压力加重的表现。女人在怀孕的第一个月是不会感觉到新生命的开始的。但是，怀孕有一个重要的征兆会提醒女性：你要做妈咪了。

由于女性怀孕后身体发生了一系列的变化，体内的激素水平与非孕时期有很大的改变，女性在怀孕的初期心理活动会有许多改变，心里有喜有忧，喜的是自己即将有宝宝了，忧的是不知自己如何度过怀孕的十个月。此外，孕期的女性性格有时会发生很大的改变，好像变成了另一个人似的，平时温柔、善解人意的突然变得脾气暴躁、易怒、不通人情。遇到这种情况，丈夫应充分体谅妻子的难处，在孕期中，女性优美的身材和美丽的容貌都有些改变，难免会感到不安；另外体内的激素水平发生变化，会使其性格与平时稍有差别。孕妈咪自己也应充分了解孕期身体发生的变化，在心情烦闷的时候听听音乐，看看书，或出去散散步，均有助于排解不良的情绪。保持温馨的家庭气氛，不在无形中对孕妈咪施加心理压力，因为家人对其过于冷漠或过度的关心都会在无形中增加她的思想负担。

第二节 孕妈咪各期母体与胎儿的变化

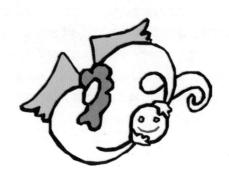

〖 孕情记案 〗

　　门诊来了两位孕妈咪，她们是一对好朋友，对自己怀孕都感到很好奇，总是有问不完的问题。自从确诊怀孕了之后，她们觉得自己的身体发生了很多很神奇的变化，看了看相关的资料，觉得说得不够详细，因为她们想多了解一些情况，尤其是宝宝的发育情况。

〖 诊情解答 〗

　　的确，怀孕是件神奇而神圣的事，是正常女性必经的人生历程。在这段时间中，孕妈咪的身体会随之产生一系列的变化，这些都是正常的生理现象。而我们通常又把怀胎十月分为三个阶段，下面就来分阶段说一说这期间孕妈咪与小宝宝的身体特点。

孕早期胎儿与母体的变化

孕早期胎儿的变化

　　孕早期胎儿的生长发育：从怀孕开始到孕12周末称为孕早期，是新生命从胚胎分化发育成为胎儿的重要时期。

　　刚怀孕时，受精卵以12~15小时的时间为周期进行细胞分裂，由2个到4个再到8个，逐渐增长，到3周左右着床；关于性别、肤色、眼皮的单双和身材的高矮等已经决定；神经系统、血液系统、循环系统逐渐建立；身长0.4~0.7厘米，体重约1克；头和躯干还不能清楚地区分开来，能看出手足已形成了突起样的东西。大脑的发育也已经开始。

　　孕8周时，胎儿身长为2~3厘米，体重约为4克；"尾巴"逐渐变短，头、躯干、手脚慢慢分开，逐渐形成人形；从头部开始，耳、鼻、口已可辨认；早期心脏形成，有搏动，超声检查可以发现。胚胎的各个不同的器官忙碌地发育着，器官特征开始明显。

　　孕9周开始可以称为"胎儿"了。到孕10周末，胎儿的身长会达到4厘米，体重大约10克。

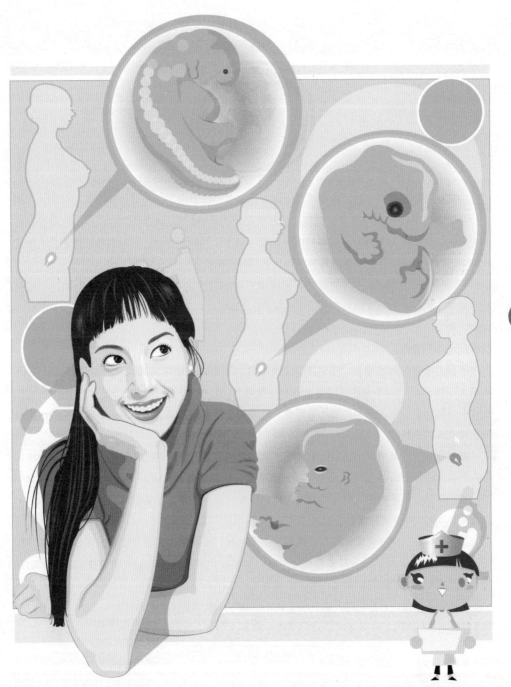

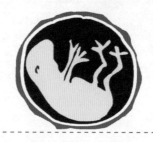

胎儿的眼皮开始黏合在一起，直到孕中晚期才能睁开。

孕早期到第12周就要结束了，现在胎儿身长大约有9厘米，体重约30克。手指和脚趾已经完全分开，并出现关节雏形。所有的内脏器官已经形成并开始工作。四肢有微弱活动，大多数骨骼中已出现骨化中心。外生殖器已发育，多可辨别男女。

3个月来胎儿发生了巨大的变化，因此也是对环境中的各种因素最敏感的时期，一些生物、化学、物理因素都会对胚胎的分化发育产生影响。

孕早期母体的变化

子宫：随着孕月的增长，子宫逐渐增大变软，子宫体开始变为圆球形，在孕8周时，比正常增大一倍，孕12周子宫底可在耻骨联合上缘触到，比非孕时大2倍。在孕6～8周时，子宫颈变软并变色，由原来的粉红色变为紫红色，这是由于怀孕后血管充血引起的，阴道黏膜也有此种变软变紫的变化。

泌尿系统：逐渐增大的子宫压迫位于子宫前方的膀胱，使膀胱的容量减小，引起孕妈咪尿频。到孕3个月以后，随着增大的子宫上升到腹腔，尿频现象会减轻。

基础体温：怀孕后由于黄体酮对人类体温中枢的升温作用，使基础体温持续在高水平，大约36.8℃，此高水平要持续到孕12周才会下降。

乳房：孕期乳房变化比较典型，尤其是初孕妈咪，乳房增大，充血明显，乳晕着色变为棕色。乳晕外围的皮脂腺肥大形成散在结节状小隆起，也即蒙氏结节。乳房的变化从孕早期开始，到孕中期、晚期就更加明显。

此外，母体全身各系统都开始有所变化，但此时外表的变化尚不明显。

孕中期胎儿与母体的变化

孕中期胎儿的变化

孕中期胎儿的生长发育：孕13周到27周末为孕中期。

孕13周时胎儿的眼睛在头的额部更为突出，两眼之间的距离拉近了，肝脏开始制造胆汁，

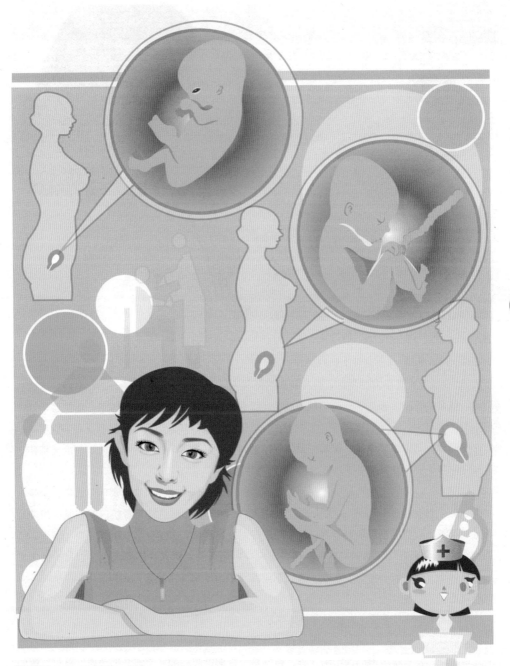

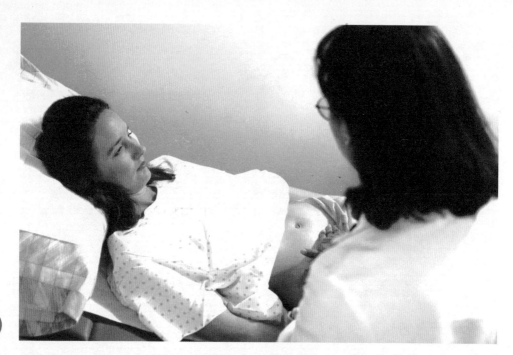

肾脏开始向膀胱分泌尿液。孕14周时胎儿手指上已经出现独一无二的指纹印。

　　孕16周时胎儿身长已经达到16厘米，皮肤色红，光滑透明，体重也达到100克。骨骼进一步发育，X线检查可见骨骼阴影，外生殖器可辨男女。腹部检查可听到胎心音，孕妈咪可感到胎动。薄薄的皮肤上覆盖了一层细细的绒毛，全身看上去就像披着一层薄绒毯，这层绒毛通常出生时就会消失。开始长出眉毛，头发也在头顶迅速生长。开始出现呼吸运动。在子宫里开始做许多动作，可以握紧拳头、眯着眼睛斜视、皱眉头、做鬼脸，也开始会吸吮自己的大拇指。这些动作会促进胎儿大脑的发育。

　　孕20周时，胎宝宝身长18～27厘米，体重为280～300克。皮肤暗红，透明度减低，全身有胎脂，胎头占全身的1/3，有头发生长，开始出现吞咽羊水活动。而且肾脏已能够制造尿液。味觉、嗅觉、听觉、视觉和触觉都从这个阶段开始发育形成，神经元数量的增长开始减慢，但是神经元之间的相互连通开始增多。这个阶段你肯定能感到胎儿在不停地运动，有时非常剧烈，甚至让你晚上睡不着觉。在以后的10周里胎儿的运动将非常频繁，直到孕后期把你的子宫撑满为止。

　　孕22周时，胎儿的眉毛和眼睑已经清晰可辨，10个小手指上也已长出了娇嫩的指甲。胎儿现在已经具有了一定的听力，可以听到你说话的声音和外界的一些声响。你可以选择一些有趣的儿童名著，绘声绘色地朗读给胎儿听，最好是反复地讲同样的一个或几个故事，也可以给胎儿听一些优美抒情的音乐。

　　孕24周时，胎宝宝身长28～34厘米，体重600～700克。皮下脂肪开始沉积，皮肤有皱纹。

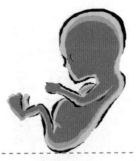

比例已较为匀称，开始充满整个子宫。舌头上的味蕾正在形成。注意这时胎儿大脑细胞迅速增殖分化，体积增大，这标志着胎儿的大脑发育将进入一个高峰期。这时孕妈咪可以多吃一些芝麻、核桃之类的健脑食品，为胎儿大脑发育提供充足的营养。

孕28周时，胎宝宝身长35～38厘米，体重已有1000～1200克了。皮肤粉红，有胎脂。指（趾）甲未达到指（趾）端。女性阴唇已发育，大阴唇包藏小阴唇及阴蒂，男性睾丸已降至阴囊。因皮下脂肪少，面部皱纹多，形如老人。很多胎儿此时已经长出了头发，眼睛也可以睁开。这时胎儿的听觉神经系统也已发育完全，同时对外界声音刺激的反应也更为明显。你可以继续给胎宝宝讲故事或者播放音乐，这会让你和胎儿都感到平静和愉快。胎儿的气管和肺部还未发育成熟，但是胎儿的呼吸动作仍在继续——当然是在水中呼吸，这对其将来真正能在空气中呼吸是一个很好的锻炼。

孕中期母体的变化

进入孕中期后，腹部明显变大，原来的衣服开始变得不合体，不久就需要穿孕妈咪装了。孕早期的疲劳、怀孕反应以及尿频都已经减轻。孕妈咪体内雌激素水平和生殖器官的充血情况直接影响阴道分泌物的多少。怀孕时体内雌激素水平较高，盆腔及阴道充血，阴道分泌物增多是自然的现象，正常的分泌物应是白色、稀薄、无异味的，含有乳酸杆菌、阴道脱落上皮细胞和白细胞等。这时应注意保持外阴部的清洁，内裤应选用纯棉织品，并坚持每天清洗，避免使用刺激性强的皂液。乳头色素沉着加重，面部可出现蝴蝶斑，腹壁皮肤弹力纤维可因膨胀而出现断裂，形成妊娠纹。从外表到自我感觉上都处于最佳状态，精力充沛，头发光泽，面颊红润。

孕晚期胎儿与母体的变化

孕晚期胎儿的生长发育

胎儿已经32周了，他的身长约40厘米，体重为1500～1700克。皮肤深红，面部胎毛已脱落，全身的皮下脂肪更加丰富，皱纹减少。头与身体的比例接近足月儿。有些孕妈咪可能会觉得现在胎儿动的次数比原来少了些，动作幅度也减小了，这是因为胎儿身体长大了许多，妈咪子宫内的空间已经快被占满了，他的手脚动不开了。

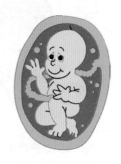

　　36周时胎儿身长约为45厘米，体重约2500克。皮下脂肪较多，胎儿变得圆滚滚的，皮下脂肪将在他出生后起到调节体温的作用。绒毛明显减少，面部皱纹消失。指甲长长了，可能会超过指尖。两个肾脏已发育完全，肝脏也已能够处理一些代谢废物。有些孕妈咪会发觉这时的胎儿已逐步建立起自己每日的活动周期了。

　　到37周末的胎儿就可以称为"足月儿"，身体各部分器官已基本完成发育，胎儿的头部多已固定在盆骨中。所以相比之前，可能就显得不太爱活动了，因为胎儿更多地将会是向下运动，压迫子宫颈，想把头伸到这个世界上来。有些孕妈咪非常关心胎儿的体重，确实，胎儿之间体重的差别还是比较大的，有的瘦一些，有的胖一些，但一般只要2500~4000克就算正常范围。

　　孕40周时，胎儿身长50厘米左右，体重为3000~3300克。发育成熟。皮肤粉红色，皮下脂肪发育良好，头发长2~3厘米。指（趾）甲已过指（趾）端。外观体形丰满。男性胎儿睾丸已下降，女性胎儿大小阴唇发育良好。四肢运动活泼，出生后哭声响亮，有强烈吸吮反射。

　　虽然大多数的胎儿都将在40周左右诞生，但真正能准确地在预产期这天出生的婴儿并不多，提前三周或推迟两周出生都是正常的。

　　胎宝宝身长、体重随怀孕月份逐渐增加。为便于记忆，一般采用下列公式计算：

怀孕20周前	身长=怀孕月数的平方（cm）
	体重=怀孕月数的立方×2（g）
怀孕20周后	身长=怀孕月数×5（cm）
	体重=怀孕月数的立方×3（g）

孕晚期母体的变化

　　腹部迅速增大，孕妈咪重心前移，身体开始臃肿，下腹部和大腿感觉沉重，易疲劳。乳房丰满，挤压时有少量乳汁溢出。胀大的子宫压迫心脏、胃、肠、膀胱等器官，孕妈咪已出现心慌、气急、胃部胀气、尿频等现象。接近分娩时，宫底会有些下降，腹部压力减弱，呼吸困难有所改善，食欲也好些了。子宫收缩将渐渐频繁起来，阴道分泌物增多。

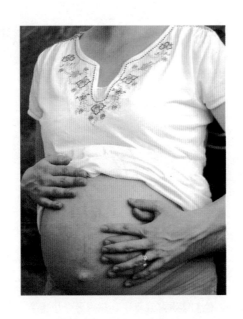

妊娠后期为什么要数胎动

胎动是胎宝宝生命的象征，是胎宝宝存活的表现。随着宝宝的发育，可能会开始伸展其四肢。随着预产期越来越近，你可能会感觉到更强烈的胎动，例如宝宝会踢你、捶打或者滚动等。胎儿还可能会对外界的声音或者你的感情变化而作出反应。如果胎儿觉得当前的位置不舒服就会自己蠕动。某些食物也会引起宝宝的强烈运动，而你很快也会发现宝宝也有一个规律的睡觉和醒来的周期。

随着怀孕月份的增加，胎宝宝在宫内不断地生长发育。在怀孕过程中尤其在怀孕末期，有时会出现一些并发症，例如高血压、前置胎盘、羊水过多或过少、双胎、胎宝宝宫内发育迟缓、胎宝宝及其附属物异常（内脏器官畸形）。另外，孕妈咪有可能本身就合并一些疾病，例如原发性高血压、心脏病、糖尿病、肾脏疾病、甲状腺功能亢进、肝功能障碍、肝病、贫血、哮喘、胸廓或下肢畸形等，上述并发症及合并症均能造成胎宝宝缺氧，直到威胁胎宝宝生命及母亲健康。因此，在怀孕后期要求每个孕妈咪通过自我监护，及时发现异常情况。一般孕29周起要求孕妈咪自己数胎动。孕妈咪孕5个月时自觉有胎动，孕36～38周活动度最高，近预产期时由于胎宝宝入盆，胎动相对减少，正常的胎动数为每小时大于3次。常用计算胎动次数的方法很简便，孕妈咪可每天晚上选择一个固定时间（如每天晚上的9点），在临睡前测1小时的胎动次数。若有条件者，能在早、中、晚间各测一次胎动次数更好。当然，胎儿的胎动计数只能作为反映胎儿安危的一个标志。至于胎儿的发育情况，有无畸形和其他异常情况，则需要结合其他医疗仪器等检查方法，由医生加以综合分析，再作出准确无误的判断。通过自我监护，及时发现异常情况，及时到医院就诊，是保护母婴健康非常重要的一环。

第三节　怀孕过程中的注意事项

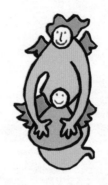

〖 孕情记案 〗

　　门诊来了一对夫妇。他们结婚好几年了，总想要个小宝宝，但就是没有好消息。今年终于如愿以偿了，夫妻俩高兴得不得了，但高兴之余又开始担心了。因为他们不知道在怀孕过程中要注意哪些问题，孕妈咪怀孕过程中的哪些变化是正常的，哪些是不正常的，要做些什么准备工作。

〖 诊情解答 〗

　　十月怀胎，当然不是一件容易的事。时间漫长不说，孕妈咪还会发生一系列的身体变化，以及情绪的变化，饮食习惯也可能和以前不一样。但这些都是正常的，不用担心。下面我们就分期来说一说怀孕过程中要注意的一些问题。

怀孕1个月

生活上应注意的事项

　　在怀孕1个月时大部分孕妈咪没有什么反应。所以，孕妈咪在怀孕1个月时要特别小心，不要在毫不知情的情况下犯下错误。

　　初次怀孕的女性，在身体和心理上都会发生一连串的变化。因为是第一次，孕妈咪自己往往还浑然不觉，而且原本没有生育的计划，或是根本不了解身体的反应，以致误食药物或疏忽了生活上的细节，都很可能对胎儿和母体产生不良的影响。怀孕1个月是神经管、四肢、眼睛开始分化的时期，此时一旦遇到有害物质，这些组织和器官的细胞就会停止发育而残缺不全，出现畸形。淘米、洗菜不要将手直接浸入冷水中，寒冷刺激有诱发流产的危险。没有热水器的家庭要买几副胶皮手套。切生肉后一定要洗手，炒菜、吃涮羊肉时一定要把肉炒熟涮透，以防生肉中的弓形体原虫感染胎儿。洗衣要用肥皂，不宜用洗衣粉；洗碗要选用不含有害物质的洗

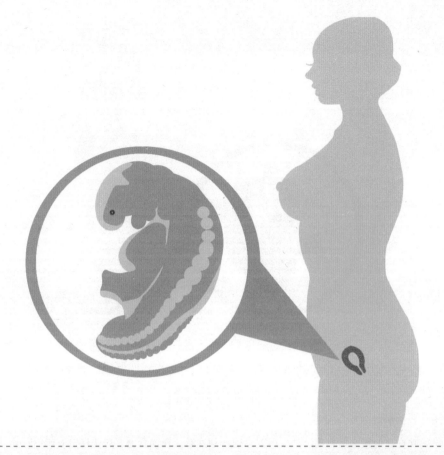

洁精。 远离电磁污染，听音响、看电视时要保持一定的距离。尽量少用电脑、微波炉、手机等。暖气刚停的时候，孕妈咪不要睡电热毯，因为它可以产生电磁场，对孕妈咪和胎儿都产生危害。不要到剧院、舞厅、商店等人多的地方，避免与患流感、风疹、传染性肝炎等患者接触。尽量不用药。病毒和药物都可能影响宝宝的发育。自觉身体不适时，不要勉强做剧烈的运动，或在此时远游，以免造成意外流产。此外，若非必要，不要随意作X光照射。

怀孕第一个月，宝宝需要的营养并不多。不过从现在开始必须培养良好的饮食习惯，不挑食，不偏食，保持营养平衡。避免喝浓茶、浓咖啡及可乐型饮料，多喝白开水。这些生活上的细节，在身体健康、正常工作的情况下，偶然误犯可能无关紧要。但对孕妈咪来说，就很可能是一大致命伤害，为了避免后悔莫及，所以要谨慎从事。

应该了解与准备的事

此时虽还没有特别应该准备的事，不过在怀孕约1个月时，孕妈咪会有孕吐的现象，应多准备一些缓和孕吐情况的食物，如酸梅、水果等。

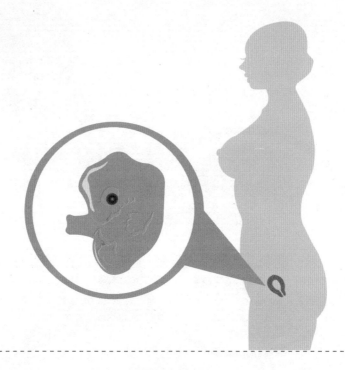

怀孕2个月

生活上应注意的事项

　　孕妈咪在此时期非常容易流产，所以必须特别注意。在饮食上，应选择清淡可口和易消化的食品。此时，能吃多少就吃多少，不必太介意营养够不够的问题。注意不要缺水，让体内的有毒物质能及时从尿中排出。最好是不要搬运重物或激烈运动，而干家务与外出次数应尽可能减少。烟和酒会给胎儿带来不良的影响，两者都不宜尝试。如果家中有饲养猫、狗或小鸟等宠物，应尽量避免接触，以免感染。最好把这些宠物送给别人或暂时寄养在朋友家中。

　　每天增加一小时睡眠时间，要及早卧床休息。房间保持通风，保证充足的氧气，并应控制性生活。在感到特别疲劳时不要洗澡。怀孕期间白带增多，可在小便以后用浸泡了温水或硼酸水的脱脂棉，沿外生殖器由前往后擦洗，以保持清洁。并注意保持大便通畅。每天到绿地或林荫中散步一小时。精神愉快十分重要。孕妈咪和宝宝的神经系统虽然没有直接联系，但有血液物质及内分泌的交流，孕妈咪的情绪变化会引起某些化学物质的变化。这段时间是胎儿形成脑及内脏的重要时期，所以孕妈咪不可接受X光检查，也不要轻易服药，尤其要尽量避免感冒。

应该了解与准备的事

　　求诊的妇产科医院和医生关系着未来的定期检查及入院分娩，应相当仔细选择。

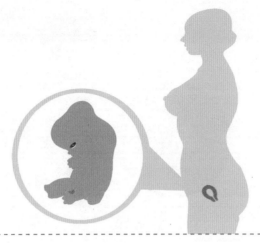

怀孕3个月

生活上应注意的事项

　　本月仍然是胎儿最易致畸时期，怀孕的孕妈咪们谨防各种病毒和化学毒物的侵害。和怀孕2个月时相同，此时也容易流产，在生活细节上须小心留意。

　　孕妈咪要坚持早、晚认真刷牙，漱口，防止细菌在口腔内繁殖。平常如有做运动的习惯，温度适宜时仍可继续，但必须是轻松且不费力的，如舒展筋骨的柔软体操或散步。每天应到公园、绿地散步一小时。应避免剧烈运动，也不宜搬重物和长途旅行；至于家务可请丈夫一同分担；上下楼梯要小心；尤其应随时注意腹部不要受到压迫。在这个阶段，夫妻最好不要行房，至少也需要节制，且避免压迫到腹部的体位，时间越短越好。

　　不熬夜，要保证充足的睡眠，每天中午最好睡1～2小时。阴道分泌物若增加，易滋生病菌，所以应该每天沐浴，以保持身体的清洁。为预防便秘，最好养成每日定时如厕的习惯，可在清晨起床后饮用温牛奶或温开水来促进排便。下腹不可受寒，注意时时保暖。在体内大量雌激素的影响下，口腔会出现一些变化，如牙龈充血、水肿以及牙龈乳头肥大增生，触之极易出血，医学上称此为"妊娠牙龈炎"。如果胃口不好，要吃得精，多吃蛋白质含量丰富的食物及新鲜水果、蔬菜等。饭菜要清淡、爽口。如果呕吐得厉害，要去医院检查，输液治疗很有效。如果感到腰酸、腰痛，可吃一些阿胶，将10克阿胶与适量冰糖加水蒸食；或者连续几天服用六味地黄丸，每日两次，每次一丸。

　　此外，如果发生下腹疼痛或少量出血时，可能是流产的征兆，应立刻去医院求诊。

应该了解与准备的事

　　应在本时期之前接受初次的产前检查，然后每3～4周做一次定期检查。本月末，应该到街道办事处指定医院办理围产保健手册，以便今后定期进行产前检查。

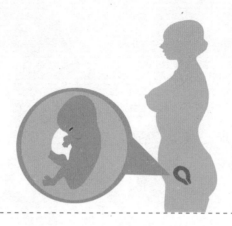

怀孕4个月

生活上应注意的事项

孕吐及压迫感等不舒服的症状消失，身心安定，但仍须小心。此时是胎盘完成的重要时期，最好保持身心平静，以免动了胎气。

为了使胎儿发育良好，孕妈咪需要增加营养，要保证食物的质量，使营养平衡。从各种食物中吸收营养素。对生成胎儿的血、肉、骨骼起着重要作用的蛋白质、钙、铁等成分，这个阶段的需求量比平时大得多。促进骨骼生长的维生素D比平常的需要量多出四倍。热量只需增加5%～10%。孕妈咪此时有可能出现妊娠贫血症，因此对铁质的吸收尤其重要。孕妈咪可选用红糖，红糖中钙的含量比同量的白糖多两倍，铁质比白糖多一倍，还有人体所需的多种营养物质，有益气、补中、化食和健脾暖胃等作用。预防便秘应多吃粗粮及粗纤维果菜，多饮水，多活动。还可以喝些酸牛奶和蜂蜜，起到润肠通便作用。切不可滥用泻药，有可能引起子宫收缩而导致流产、早产。

第四个月是宝宝长牙根的时期，孕妈咪要多吃含钙的食物，让宝宝在胎里就长出坚固的牙根。注意少吃含白砂糖多的食物，因为白砂糖有消耗钙的副作用，且易引起发胖。少吃含盐多的食品，盐分吸收太多，会在后期引起浮肿和妊娠中毒症。

孕妈咪最好每天洗澡。洗澡不要过冷或过热，以34～35℃为宜，要选择淋浴或擦浴。内衣要选择通气性、吸湿性好的纯棉织品，每天换洗。夏季不要长时间地使用电风扇，在有空调的屋子里不要呆得太久。

应该了解与准备的事

孕妈咪应充分了解有关怀孕、分娩的各项知识。这除了可消除怀孕期间的不安及恐惧外，也能有助于顺利分娩。请理发师傅设计一个易梳洗、易整理的发型，除让人看起来清爽外，自己心情也愉快。好的心情是胎教的第一步。去医院做一次微量元素检查，以便补充身体不足的元素。

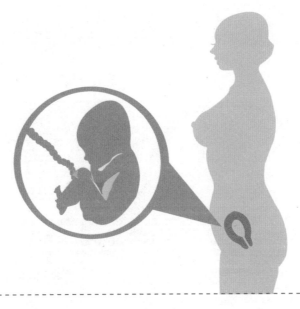

怀孕5个月

生活上应注意的事项

应注意腹部的保温并预防腹部松弛，最好使用束腹、腹带或腹部防护套。这时乳房可能会胀大，有些人可能已有些许的乳汁排出，因此最好换穿较大尺码的胸罩。

为了翻身方便，不宜睡软床。增大的子宫使你必须采用侧卧位睡，尤以左侧位为好。不过，单一的左侧卧位会使心脏受压，所以适当地进行左右交替是必要的。注意体重的变化。有条件的话，在家中备体重计，一星期称一次。怀孕中期，每周体重增加不超过500克。

胎儿发育日渐加速，需要充分的营养，尤其是铁质不足时，极易造成母体贫血，严重时还会影响到胎儿的健康，所以营养均衡是非常重要的。

发生腿抽筋现象主要是因孕妈咪血液中缺钙造成的。面部出现蝴蝶形"妊娠斑"的孕妈咪外出时应戴遮阳帽。由于怀孕后体内激素的变化，可能会发生皮肤瘙痒。孕妈咪皮肤瘙痒是怀孕期较常见的生理现象，不需要特殊治疗，孩子出世后就会消失。经常洗澡、勤换内衣、避免吃刺激性食物、保证睡眠充足、保证大便通畅，都有助于减轻皮肤瘙痒。

此时是怀孕期间最安定的时期，但仍应避免过度劳累。

应该了解与准备的事

对于婴儿用品与分娩时的必要用品，应该列出清单并开始准备。这个月的产前检查要做B超，以了解胎儿的大小、活动情况、心跳、羊水量、胎盘位置和器官发育情况等。这些检查很重要，如有遗漏的项目或错过检查均应补查，并记录好检查结果。

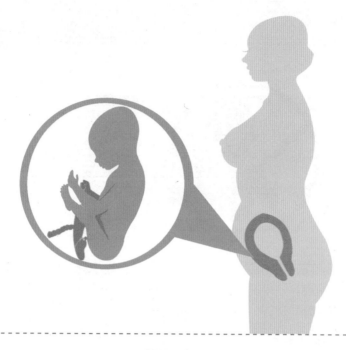

怀孕6个月

生活上应注意的事项

从本月开始，可以穿上腹部宽松的孕妈咪服装。衣料宜选用轻软、透气、吸湿性好的纯棉织品为佳，不宜用化纤类织品。

饮食上应均衡摄取各类养分，以维持母体胎儿的健康，尤其是铁、钙和蛋白质的需要量应该增加，但盐分必须特别节制。由于钙质等成分被胎儿大量摄取，你有时会牙痛或患口腔炎，注意口腔卫生。注意防止便秘，多吃含粗纤维的食物，如绿叶蔬菜、水果等，还应多饮水，每天至少喝六杯开水。有浮肿的孕妈咪晚上少喝水，白天要喝够量。

孕妈咪肚子变大凸出后，身体的重心也随之改变，走路较不平稳，并且容易疲倦。尤其弯腰向前时或做其他不平常的姿势就会感觉腰痛，上下楼梯或爬上高处时应特别注意安全。此时，最好多散散步或做适度的体操活动，并且要有充分的休息睡眠。此期有的孕妈咪会出现脚面或小腿浮肿现象，站立、蹲坐太久或腰带扎得过紧，浮肿就会加重。一般浮肿不伴随血压高、尿蛋白，属于怀孕后的正常现象。如果浮肿逐渐加重，要到医院检查。

应该了解与准备的事

怀孕6个月的胎儿已具备记忆、听力和学习的能力，可以开始音乐胎教。为了使产后授乳顺利，此时应该注意乳头的护理。

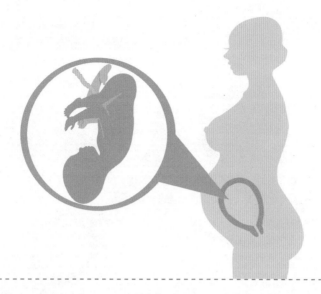

怀孕7个月

生活上应注意的事项

这段时间要保证充足的睡眠。睡眠中母亲的脑下垂体会不断产生促进胎儿生长的荷尔蒙。

食物的质比量重要，宜多食用动物性食品和豆类食品。提倡食物的多样化。饮食依然要注意摄取均衡的营养，尤其是钙质、铁质含量丰富的食物更应多吃。水分与盐分摄取过量，很可能会引起妊娠毒血症，必须严加节制。

这段时间母体若受到外界过度的刺激会有早产的危险，因此应该避免激烈的运动，不宜有压迫腹部的姿势。由于大腹便便，身体重心会不稳，眼睛无法看到脚部，所以出行时要多留意，在上下楼梯时尤其要小心。

本月的胎教应继续给胎儿听音乐。此外，抚摩你的腹部也是很好的胎教方法。抚摩的动作有摸、摇、搓或轻轻拍等，一天3至4次，当能摸出胎头、背部及四肢时，可进行轻轻拍摸。在抚摩的同时与胎儿对话，对胎儿更有好处。

父亲也应参与对胎儿的抚摩和对话。要进行乳房清洗、按摩。长时间站立、压迫下半身很容易造成孕妈咪静脉曲张或足部浮肿，应时常把脚抬高休息，这样能较好地避免这些毛病。若出现静脉曲张，应穿着弹性袜来减轻症状。

应该了解与准备的事

避免拿重东西、向高处伸手、突然站起来等动作。在此时期出生的胎儿几乎是发育不良的早产儿，为防万一，住院用品应及时准备齐全。

此外，婴儿床等大型用品，婴儿房或婴儿就寝的地方都应准备妥当。

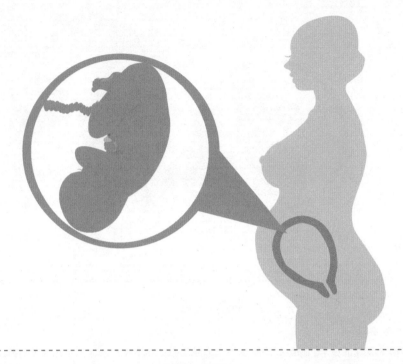

怀孕8个月

生活应注意的事项

平时应多休息，不可过度劳累，要严防感染流行性感冒。应多吃营养价值较高的蛋白质，含有矿物质和维生素的食物。要控制脂肪和淀粉类食物的过量摄入，以免胎儿过胖，给分娩带来困难。这时期很容易患妊娠高血压综合征。如果在早晨醒来时浮肿未退，或一周内体重增加500克以上时，就应该尽快到医院做检查。妊娠高血压综合征虽然可怕，但只要及早发现及时治疗，应无大碍。因此从这个月起，定期产前检查最好改为两周一次，绝对不要忽略。

为了防止以后哺乳时发生乳头皲裂，应经常擦洗乳头，然后涂一些油脂。腹部擦液体维生素E或油脂，以增加腹部皮肤的弹性，减少妊娠线的出现。

要学会腹式呼吸，它可以将充足的氧气输送给胎儿。正确的姿势是：背后靠一小靠垫，把膝盖伸直，全身放松，把手轻轻放在肚子上。然后开始做腹式呼吸，用鼻子吸气，直到肚子膨胀起来；吐气时，把嘴缩小，慢慢地、有力地坚持到最后，将身体内的空气全部吐出，注意吐气的时候要比吸气的时候用力，慢慢地吐。每天做3次以上。

应该了解与准备的事

做好分娩的准备，有计划地练习分娩时的呼吸法、按摩、压迫法及用力方法等分娩的辅助动作。

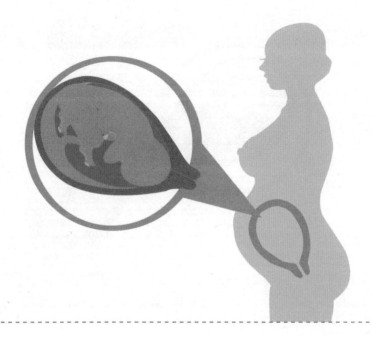

怀孕9个月

生活上应注意的事项

　　越来越大的腹部使你心慌气喘、胃部胀满，体力大减，容易感到疲倦。为了储备体力准备分娩，应该有充分的睡眠与休养。由于精神上的疲劳和不安，以及胎动、睡眠姿势受限制等因素，孕妈咪可能会经常失眠。不必为此烦恼，睡不着就看一会书，心平气和自然能够入睡了。沉重的身体加重了腿部肌肉的负担，会抽筋、疼痛，睡觉前可以按摩腿部或将脚垫高。最好穿平底鞋以保持平衡。此时不可任意刺激子宫，以防早产的可能性，最好能抑制性生活。随着腹部的胀大，消化功能继续减退，更加容易引起便秘。多吃些薯类、海藻类及含纤维多的蔬菜。进食不要一次吃太多，以少量多餐为佳，并摄取易消化且营养成分高的食物。建议准爸爸用手电筒移动照射准妈咪的腹部，训练宝宝对光的敏感性。如果离预产期还很远，却多次出现宫缩般的疼痛，或者出血，这就是早产的症状，应立刻到医院检查。

应该准备与了解的事

　　想回娘家待产的孕妈咪，最好此刻就动身，最迟也不宜在36周后，且应选搭震动性不大的交通工具，最好是时间短且能直达的车。在此之前，最好能先回娘家一趟找预定分娩的医院做一次检查。若无法前行，也应请家人协助找寻并事先预约。而回到娘家待产时，就应该立刻前往预定分娩的医院检查，当然，也不要忘了携带以往的检查记录。准备住院之前，应仔细检查分娩用品，避免遗漏任何物品。

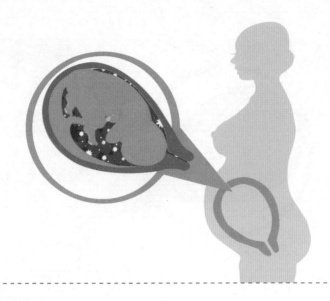

怀孕10个月

生活上应注意的事项

　　注意每天清洁卫生，充分休息，积蓄体力。一个人不要走得太远，以免发生意外，因随时都有可能破羊水、阵痛而分娩。适当的运动仍不可缺少，但不可过度，以免消耗太多精力而妨碍分娩，营养、睡眠和休养也必须充足。严禁性生活，以免造成早产或产后感染。保持身体清洁，内衣内裤应时常更换。若发生破羊水或出血等分娩征兆，就不能进行沐浴，所以在此之前最好每天勤于淋浴。绝大多数的孕妈咪在预产期前后两周内生产，当出现有规律的腹痛，且间隔时间越来越短，疼痛时间延长时，就预示着快临产了。从阴道中排出少量血性黏液，即"见红"，或破羊水，即子宫内的羊膜囊破裂，羊水流出，也是临产的可靠征兆。

应该准备与了解的事

　　要确定分娩的医院。一般是到产前检查的一家，但在紧急情况下，如果原先的医院离家较远，则要选择最近的医院。预产期越来越近，最好提前为入医院生产作一些物质准备，如换洗的内衣内裤、加长加宽的卫生巾，还要准备一些鸡蛋、红糖、巧克力（生产时吃）、脸盆及洗漱用具。此外，还要准备婴儿用品。许多医院为婴儿配备了衣服被褥和尿垫，最好到计划生产的医院打听清楚，以免重复。

　　住院期间，宝宝需要被褥1~2套，针织衬衣2~4件，睡袍2件，小方巾、小毛巾各2条，脸盆一个，爽身粉一瓶及婴儿奶具、一次性尿垫等。为宝宝准备的衣服应该是纯棉的，式样宽松，穿脱方便；衣服的后背和腋下不要有纽扣和暗扣等，没有领子的衣服较好。

　　去医院时，还需带住院押金、孕期检查记录本、身份证等相关证明。

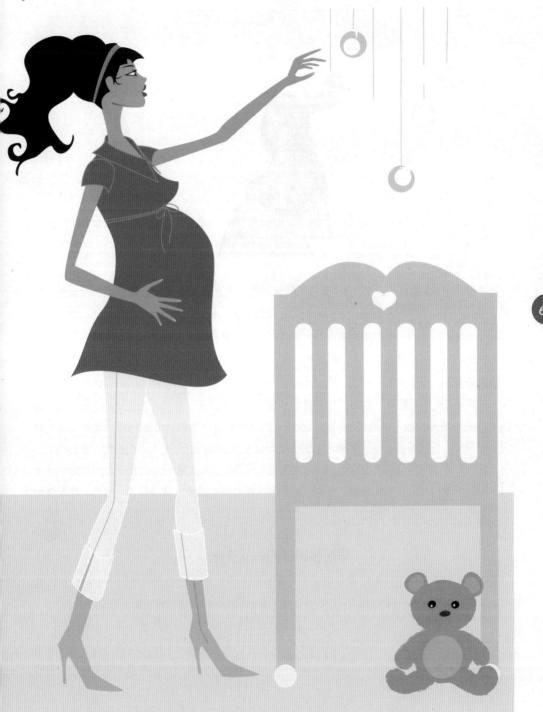

第四节　孕期心理调节

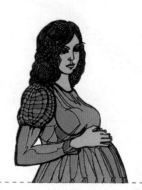

〖孕情记案〗

袁琳怀孕快6个月了。进入第4个月，烦扰她的早孕反应逐渐停止，她的心情也日渐好起来，胃口大增，身体状态也越来越好。不过，自怀孕后，老公、家人对她格外呵护，什么都不让她做，难免使她感到有些郁闷、孤独。由于隐约对分娩产生了一点恐惧感，袁琳开始非常在意与胎宝宝有关的事情了，于是前来咨询。

〖诊情解答〗

如果你是一名孕妈咪，你是否出现过这种情况：原本开朗、自信、有主见的自己，在怀孕后突然变得脆弱敏感，不是担心胎儿长不好，就是担心自己患病，常因一点小事对丈夫发脾气，弄得丈夫不知所措。孕妈咪的这些情绪反应都是怀孕期间的心理不适引起的，在怀孕早、中、晚期，很多孕妈咪都会出现不同的心理变化，了解孕妈咪的心理，有助于孕妈咪顺利地度过孕期。孕育胎儿除了需要充足的营养，更需要孕妈咪保持健康愉快的心情，这样，才能使胎儿在子宫里健康地生长发育。

早期孕妈咪的心理变化

在这一时期，由于内分泌激素变化和早孕反应，不仅身体出现了不适，心理反应也很强烈，经常会发生一些心理变化。一般来说，在怀孕的初期，孕妈咪可能有以下心理变化：

得知自己确实怀孕了之后，孕妈咪会对自己曾接触过某些不利因素担心不已，如放射线、电脑、装修、宠物、病人等。怀孕虽然高兴，但对自己能否胜任孕育胎儿或胎儿是否正常总是持怀疑态度；甚至喜欢观察人们对她的态度和反应，寻找内部和外部的证据来证明自己的身体确实与怀孕之前不同。

在怀孕早期，无论受孕是自己所希望的还是不希望的，大多数孕妈咪都会具有很矛盾的心

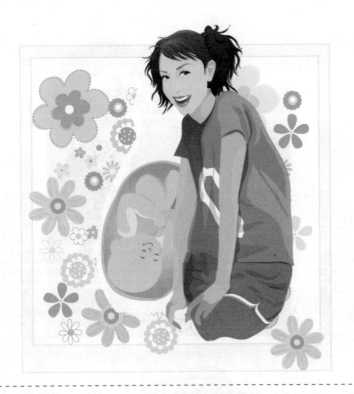

理反应。对于自己的怀孕、分娩和小宝宝的到来等一系列变化，孕妈咪既有积极的感情，也有消极的感情。心境经常波动，过敏和过度反应时有发生。在与外部刺激无关的情况下，孕妈咪的情绪经常明显地从兴奋状态转变为消沉状态。常因一些小事嗔怪丈夫，或容易对别人产生不满情绪。对日后的生活感到茫然，为住房、收入、照料婴儿等问题担心，导致心情紧张。原本很自信，遇事有主见，怀孕后却脆弱敏感，爱激动、流泪，依赖性增强。经常处于矛盾、烦恼、抑郁、恐惧、焦虑和疑虑之中，担心会伤害腹中的小生命，开始对性生活产生畏惧和回避心理，但有些人的性兴奋反而增强了。

从心理上适应并接受了怀孕之事，逐渐有了准备为人母的心理准备。由于有可能成为母亲，不少孕妈咪经常反省自己与母亲的关系。这是一种复杂的心理现象，常常伴有内疚和矛盾心理。通过反省，孕妈咪可以形成自己独特的母亲特性，这对于她将来作为女性和母亲是非常关键的。开始注意观察小孩，如玩耍、游戏或喜欢听儿歌，对自己腹中的小生命越来越依恋，不知不觉中已逐渐产生母爱，并向胎儿输送。

社会因素使孕妈咪获得了很多格外的关注，这使得孕妈咪认识到自己是人们特别保护的对象，从而进一步增强了孕妈咪的依赖感。孕妈咪此时也变得十分注意饮食，对某些食物出现喜爱或厌恶等明显改变，如以前并不喜欢吃酸性食物，现在却非常喜爱。如果情绪变化大或厌恶怀孕，可能会使孕吐反应加重，并使体重减轻，甚至发生剧烈孕吐和其他反应。

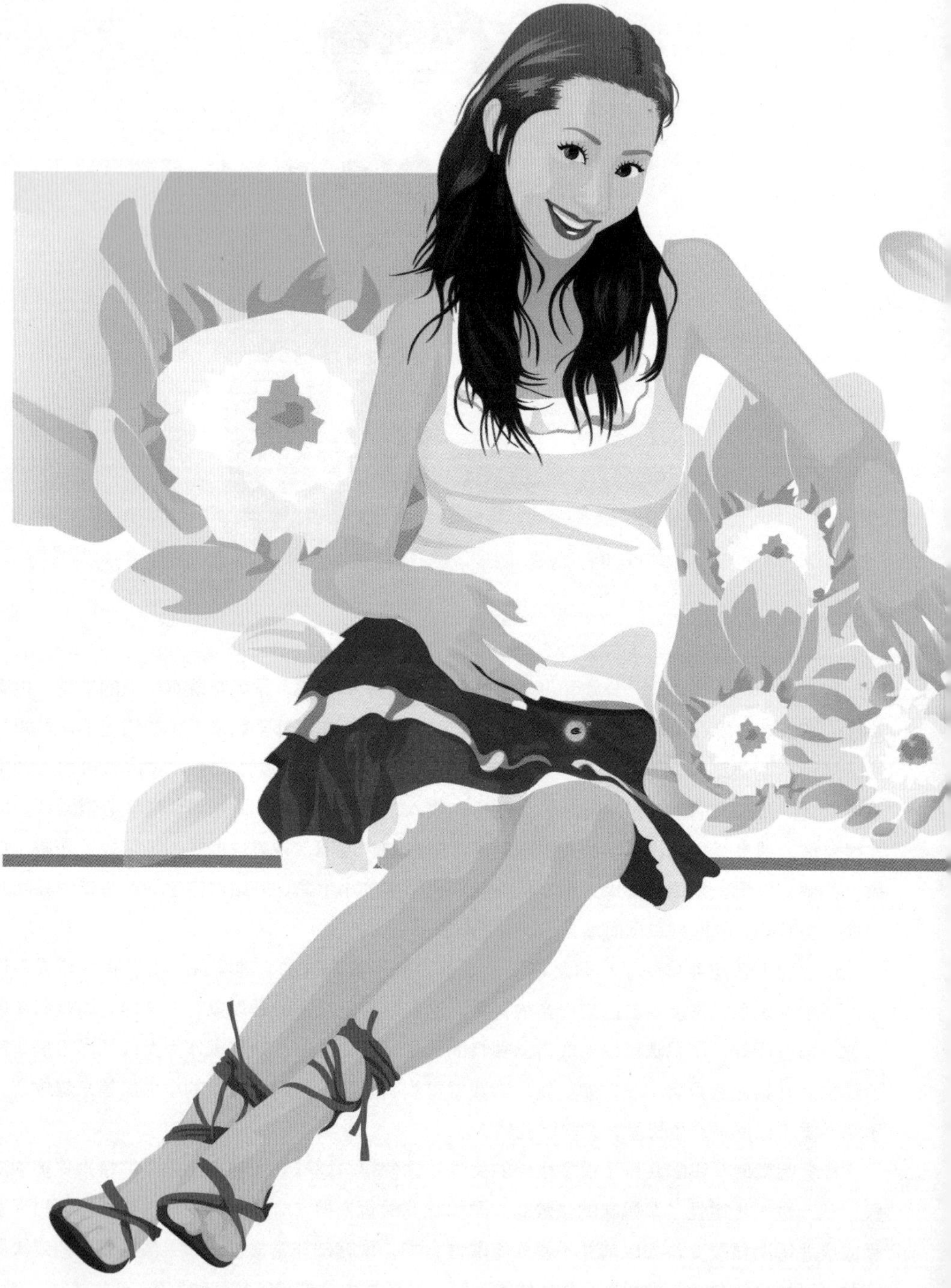

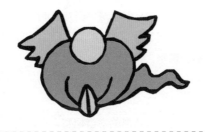

心理调节

　　另外，如遇到不顺心或不愉快的事，要善于学会自我调节，去做一件能使自己喜欢或愉快的事，如装点一下居室、换个发型或去买件新衣服；洗个温水浴；去景色或环境优美的地方散散步；向闺中密友或家人倾吐宣泄一下自己的不快，把自己的不良情绪宣泄或排遣出去。由于怀孕，孕妈咪会感到身体有些虚弱，而且对于生育第一胎的孕妈咪来说，对孕产期种种的猜测、怀疑和担忧，需要家人支持和帮助。丈夫和家人对于孕妈咪的嗔怪或喜怒无常不要较真，尽量多包容，以免孕妈咪受到不良刺激。特别是孕吐反应较重时，要积极帮助其缓解症状。如果出现一些不利于胎儿的因素，如服药、发烧或被病菌感染，使你对胎儿发育非常担心，不妨多去求教于专家，以消除不必要的担心。必要时去做一些化验，如弓形虫检查或取绒毛、羊水做染色体检查，也可找心理医生咨询并进行疏导。

中期孕妈咪的心理变化

　　生理上的改变，使孕妈咪的情绪随之发生着变化，尤其是胎动的出现，对准妈咪来说无异于一针兴奋剂——胎宝宝正实实在在地在母亲的身体内成长着，对胎宝宝是否健康的恐惧会随之减少，取而代之的是更多的幸福和自豪，更多的幸福和期待。

　　早孕反应的消失，身体状况的安定，可能会导致孕妈咪精神上大为松懈，对一些情况掉以轻心。虽然身心状况都较平稳，但也不可过于放松对身体的注意，因为孕中期并不一定就平安无事。随着胎儿一天天长大，心脏、肾脏、肝脏等重要脏器的负担会越来越重，也可能会出现异常现象，如妊娠高血压综合征、贫血等。特别是原本就有这些疾病的孕妈咪，更容易发生意外。

　　毫无疑问，怀孕中期的孕妈咪应该适当地做一些工作，干些家务，并参加一些平缓的运动，这样做不仅对胎宝宝的安全没有危害，而且还能使孕妈咪自己身心愉悦。但是，有些孕妈咪因体形显露，怕引起别人关注的目光而不愿活动，每天不做任何事情，凡事都靠丈夫包办，认为这样才会对胎宝宝有利。事实上，这样做很容易引起心理上的郁闷、压抑、孤独，对胎宝宝是非常有害的。孕期适当的劳动可以增强孕妈咪的肌肉力量，对顺利分娩有一定的帮助。所以，在没有异常疾病的情况下，孕妈咪在怀孕中期仍应正常上班，经常从事力所能及的家务劳动，这对改善心理状态大有益处。

进入怀孕中期以后，孕妈咪体内已经形成并适应了胎宝宝生长的新的平衡，孕吐等不适反应逐渐消失，孕妈咪的情绪也变得相对稳定。所以，孕中期要心理安定，其保健的重点应在于通过生活、工作和休息的适当调整，保证良好的心理状态。

心理调节

在这一阶段，通过生活、工作和休息的适当调整，保证良好的心理状态非常重要。孕妈咪的食欲和睡眠恢复正常，特别是出现了胎动，对她们是一种莫大的安慰。由于已经有了胎动，这种新生命存在的感觉可以帮助自己增强做妈咪的感觉。如果经常把丈夫的手放到自己的腹部，同他一起分享胎动的幸福，或为胎儿的出生做一些准备，更加能够增加这种感觉。

对分娩隐约产生恐惧时，可学习一些分娩知识或翻阅书刊，或与已生育过的女性交谈，或和家人一起为宝宝准备一些必需品，这样都会使心情得到放松，对分娩从恐惧逐渐变为急切的盼望。如果没有异常情况，孕中期做一些适当的工作和家务，参加一些平缓的运动不但没有害处，还可增强肌肉力量和体力，有助于日后分娩，同时对调整心理状态也大有益处。

晚期孕妈咪的心理变化

进入孕晚期以后，孕妈咪的子宫已经极度胀大，各器官、系统的负担也接近高峰，因而，孕妈咪心理上的压力也是比较重的。

由于体形变化和运动不便，孕妈咪心理上产生了一些变化，有许多孕妈咪会产生一种兴奋与紧张的矛盾心理，从而导致情绪不稳定、精神压抑等心理问题，甚至会因心理作用而自感全身无力，即使一切情况正常，也不愿活动。

由于临近预产期，孕妈咪对分娩的恐惧、焦虑或不安会加重，对分娩"谈虎色变"。有些孕妈咪对临产时如何应付，如有临产先兆后会不会来不及到医院等过于担心，因而稍有"风吹草动"就赶到医院，甚至在尚未临产、无任何异常的情况下就缠住产科医生要求提前住院。

心理调节

克服分娩恐惧，最好的办法是在孕期了解分娩的全过程以及可能出现的各种情况，了解分娩时应怎样与医生配合，怎样进行减轻产痛的分娩训练。许多地方的医院或有关机构均举办了"孕妈咪学校"，在怀孕的早、中、晚期对孕妈咪及其丈夫进行教育，专门讲解有关的医学知识，以及孕妈咪在分娩时丈夫应如何配合，这对减轻心理压力大有帮助。

做好分娩准备。把入院分娩的所有物品（包括自己和宝宝的）都提前放在一个手提包里，

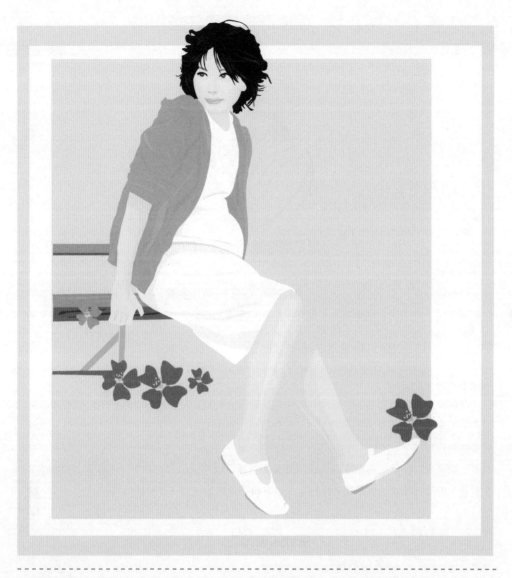

以便随时拎起来就走。提前将家中琐事安排妥当，并向家人交代重要物品存放事宜，如银行存折、各种理财卡或信用卡等。孕晚期以后，特别是临近预产期时，孕妈咪的丈夫应留在家中，使孕妈咪心里更踏实一些。

当自己感到内心焦虑紧张时，可通过向丈夫喋喋不休地发泄，也可做最适宜孕晚期的散步运动，或对自己进行语言暗示，如"我的骨盆较宽，生宝宝没什么问题"等来放松情绪，减轻对分娩的恐惧。所以，孕妈咪应稳定情绪，保持心态的平和，安心等待分娩时刻的到来。如果医生没有建议提前住院，孕妈咪不要提前入院等待。

第五节　孕期医疗检查注意事项

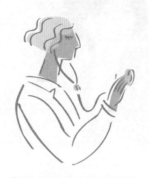

常见的孕期检查项目

〖孕情记案〗

　　小林最近怀上了小宝宝，家里人简直把她当宝贝一样呵护着，只要听说什么对孕妈咪有好处都会去做。听人说，怀孕后为了确保孕妈咪和宝宝的安全，一定要去医院做检查；但又有人说，有的检查项目不能做，否则会对宝宝产生伤害。这就让人犯愁了，好像说得都有道理。究竟怎样才是正确的呢？

〖诊情解答〗

　　产前检查可以检测孕期妈咪的身体变化及胎儿的发育状况，它的重要性不言而喻。怀孕14周左右的全面检查，孕妈咪们手拿一大堆化验单，经常看到"一头雾水"，不知为什么要做如此多的检查！

　　一般来说，怀孕之后都应该去医院做身体检查，以确保孕妈咪和宝宝的健康。但的确有的检查是孕妈咪不能做的。根据临床经验，以下检查项目是孕妈咪要做的。

基础体温测定

检查项目： 每天早晨醒后卧床测量体温，这时的体温称为"基础体温"。

看懂检查报告：

　　一般排卵前体温在36.5℃以下，排卵后孕激素升高，作用于体温中枢，使体温上升0.3～0.5℃。如卵子未能受精，则约一周后孕激素下降，体温恢复正常；若已怀孕，则孕激素保持高水平不变，使体温亦保持高水平。基础体温中的高温曲线现象持续18天以上，一般可以肯定早期怀孕。另外需要提醒的是，X线摄片不能用于诊断早孕。因为只有在怀孕18～20周以后，X线摄片才可见到胎宝宝骨骼阴影，而且早孕时X线会损伤胎宝宝。

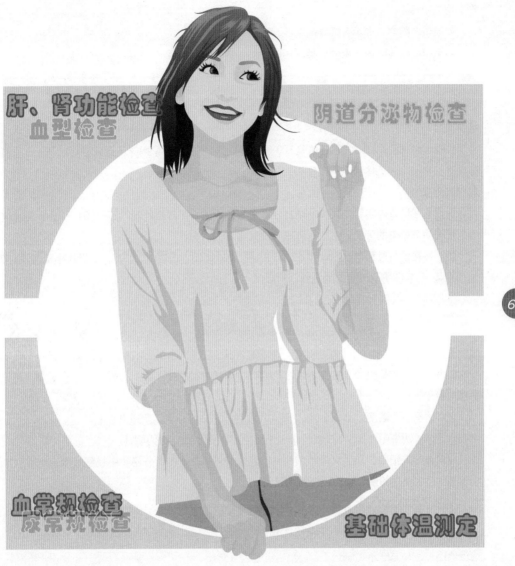

肝、肾功能检查
血型检查

阴道分泌物检查

血常规检查
尿常规检查

基础体温测定

尿常规检查

检查项目：尿液中蛋白、糖及酮体，镜检红细胞和白细胞等。

　　检查尿液中是否有蛋白、糖及酮体，镜检红细胞和白细胞，尤其是蛋白的检测，可提示有无妊娠高血压等疾病的出现。

　　正常情况下，上述指标均为阴性。

看懂检查报告：

如果蛋白阳性，提示有妊娠高血压、肾脏疾病的可能。

如果糖或酮体阳性，说明有糖尿病的可能，需进一步检查。

- -

血常规检查

检查项目： 血红蛋白、血小板、白细胞等。

判断孕妈咪是否贫血。正常值是100～160g/L。轻度贫血对孕妈咪及分娩的影响不大，重度贫血可引起早产、低体重儿等不良后果。

看懂检查报告：

白细胞在机体内起着消灭病原体，保卫健康的作用，正常值是$4×10^9$～$10×10^9$/L，超过这个范围说明有感染的可能，但孕期可以轻度升高。

血小板在止血过程中起重要作用，正常值为$100×10^{12}$～$300×10^{12}$/L，如果血小板低于$100×10^{12}$/L，则会影响孕妈咪的的凝血功能。

- -

阴道分泌物检查

检查项目： 白带清洁度、念珠菌和滴虫、线索细胞。

白带是由阴道黏膜渗出物、宫颈管及子宫内膜腺体分泌物等混合组成。

看懂检查报告：

正常情况下清洁度为 Ⅰ—Ⅱ度， Ⅲ—Ⅳ度为异常白带，表示阴道炎症。

念珠菌或滴虫阳性说明有感染，需进行相应的治疗，正常值为阴性。

线索细胞是细菌性阴道病最敏感最具特异性的指标，在阴道分泌物中找到线索细胞即可作出细菌性阴道病的诊断，如为阴性说明正常。

- -

血型检查

检查项目： (1)ABO血型 ；(2)Rh血型。

检查血型，以备生产时输血，孕妈咪了解自己的血型很重要。

看懂检查报告：

如果准爸爸为A型、B型或AB型血，孕妈咪为O型血，生出的小宝宝有ABO溶血的可能。

在亚洲人中Rh血型阴性的较少，大多数为Rh血型阳性。如果男女Rh血型不合，也有可能发生小宝宝溶血。

如果孕妈咪为Rh阴性，在生产前医院还要预先备好Rh阴性的血液，一旦分娩时发生意外，就能够及时输血。

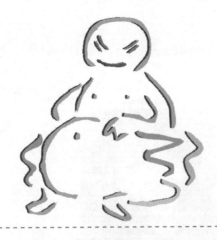

肝、肾功能检查

检查项目：谷丙转氨酶(GPT)、谷草转氨酶(GOT)、尿素氮(BUN)、肌酐(Cr)等。

这些主要是为了检查孕妈咪有无肝炎、肾炎等疾病。怀孕时肝脏、肾脏的负担加重，如果上述指标超过正常范围，提示肝、肾功能不正常，怀孕会使原来的疾病"雪上加霜"。

看懂检查报告：

肝功能正常值：谷丙转氨酶0~55U/L；谷草转氨酶0~55U/L。

肾功能正常值：尿素氮9~20mg/dl；肌酐0.5~1.1mg/dl。

超声检查

检查项目：B超。

通过B超检查可以看到胎儿的躯体，头部、胎心跳动，胎盘、羊水和脐带等。可检测胎儿是否存活，是否为多胎，甚至还能鉴定胎儿是否畸形（如无脑儿、脑积水、肾积水、多囊肾短肢畸形、连体畸形、先天性心脏病等）。

看懂检查报告：

羊水深度在3~7厘米之间为正常，超过7厘米为羊水增多，少于3厘米则为羊水减少，都对胎儿生长不利。

胎心存在，说明胎儿存活。正常胎心率为120~160次/分，低于或超出这个范围则提示胎儿在宫内有缺氧的可能。

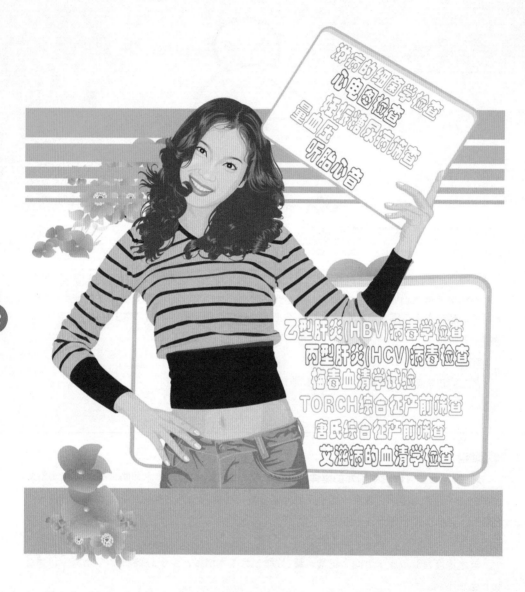

恶露的细菌学检查
心电图检查
妊娠糖尿病筛查
量血压
听胎心音

乙型肝炎(HBV)病毒学检查
丙型肝炎(HCV)病毒检查
梅毒血清学试验
TORCH综合征产前筛查
唐氏综合征产前筛查
艾滋病的血清学检查

心电图检查

检查项目： 心电图。

这项检查是为了排除心脏疾病，以确认孕妈咪是否能承受分娩。

正常情况下结果为：

正常心电图。如心电图异常，需及时向医生咨询，并作进一步检查。

乙型肝炎（HBV）病毒学检查

检查项目： 乙肝病毒抗原和抗体。

在病毒性肝炎中，以乙型肝炎发病率最高，在怀孕早期可使早孕反应加重，且易发展为急性重症肝炎，危及生命。乙肝病毒可通过胎盘感染胎儿，母婴传播的概率达到90%以上。

看懂检查报告：

正常孕妈咪各项指标均为阴性。

如果单纯乙型肝炎表面抗体（HBsAb）阳性，说明以前感染过乙肝病毒，现已经痊愈，并且对乙肝病毒具有免疫力。

如果其他指标（HBsAg、HBeAg、HBeAb、HBcAb IgG、HBcAb IgM）呈阳性则需引起重视，说明目前病毒具有传染性，应向医生进行咨询。

丙型肝炎（HCV）病毒学检查

检查项目： 丙型肝炎（HCV）抗体。

丙型肝炎病毒是丙肝的病原体，75%患者并无症状，仅25%患者有发热、呕吐、腹泻等。丙型肝炎病毒也可通过胎盘传给胎儿。

看懂检查报告：

正常孕妈咪检查结果为阴性，如果为阳性说明有丙型肝炎病毒感染，需引起医生和孕妈咪的重视。

淋病的细菌学检查

检查项目： 淋球菌培养。

淋病是由淋病双球菌引起的性传播疾病，通过不洁性交直接传播，也可通过被淋病污染的衣物、便盆、器械等传播，还可通过患母的产道传染给新生儿。

看懂检查报告：

一般是取孕妈咪的宫颈管分泌物做淋菌培养，正常孕妈咪培养结果为阴性。如果为阳性，说明有淋球菌的感染，需及时治疗。

艾滋病的血清学检查

检查项目： 艾滋病（HIV）抗体。

艾滋病是获得性免疫缺陷综合征的直译名称，是一种严重的免疫缺陷疾患，其病原体是HIV病毒。正常孕妈咪HIV抗体为阴性。

看懂检查报告：

如果感染HIV病毒，结果为阳性，病毒会通过胎盘传播给胎儿，造成新生儿HIV病毒感染。

梅毒血清学试验

检查项目： (1)螺旋体抗体血凝试验（TPHA）；(2)快速血浆反应素试验（RPR）。

梅毒是由梅毒螺旋体引起的一种性传播性疾病。如果孕妈咪患梅毒可通过胎盘直接传给胎儿，有导致新生儿先天梅毒的可能。

看懂检查报告：

正常孕妈咪这两项试验结果均为阴性反应。当机体受到梅毒螺旋体感染后，会产生两种抗体，表现为RPR阳性和TPHA阳性。RPR阳性的特异性不高，会受到其他疾病的影响而出现假阳性，TPHA阳性可作为梅毒的确诊试验。

妊娠糖尿病筛查

检查项目： 50克葡萄糖负荷试验。

这是一种妊娠糖尿病筛查试验。在怀孕24～28周进行，口服含50克葡萄糖的水，1小时后抽血检测血浆血糖值。

看懂检查报告：

如果≥7.8mmol/L（或140mg/dL），则说明筛查阳性，需进一步进行75克葡萄糖耐量试验，以明确有无妊娠糖尿病。

TORCH综合征产前筛查

检查项目： 风疹病毒（RV）、弓形虫（TOX）、巨细胞病毒（CMV）、单纯疱疹病毒（HSV）抗体。

孕妈咪在怀孕4个月以前如果感染了以上这些病毒，都可能使胎儿发生严重的先天性畸形，甚至流产。

看懂检查报告：

最好是在准备怀孕前进行此项检查，正常为阴性，如果检查呈阳性，应经治疗后再怀孕。对于家中养宠物的孕妈咪更要进行检查。

唐氏综合征产前筛查

检查项目： 唐氏综合征血清学筛查。

唐氏综合征产前筛查是用一种比较经济、简便、对胎儿无损伤性的检测方法，在孕妈咪中查找出怀有先天愚型胎儿的高危个体。先天愚型的发病率为1/1000（新生儿），是严重先天智

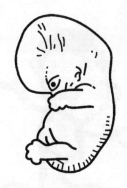

力障碍的主要原因之一，正常夫妇亦有生育先天愚型患儿的可能，并且随着母亲年龄的增高其发病率亦增高。

看懂检查报告：

每位孕妈咪在孕中期14～20周之间进行检查，阴性报告只表明胎儿发生该种先天异常的机会很低，并不能完全排除这种异常。产前筛查结果以风险率表示，>1/275为筛查阳性，则需进一步作羊水检查。

量血压

检查项目：血压。

每次孕期检查必测项目。血压高是先兆子痫的症状之一，它将影响胎儿的发育成长。

看懂检查报告：

标准值：不应超过130/190mmHg，或与基础血压（怀孕前的血压）相比增加不超过30/15mmHg。

听胎心音

检查项目：胎心音。

怀孕第13周时，已经能听到胎心音。听到胎心音即可表明腹中的胎儿为活胎，医生听到胎心的跳动后才会开出一系列化验单。

看懂检查报告：

正常范围：每分钟120～160次。

以上提及的化验检查均在孕妈咪建立生产档案时化验，孕妈咪于抽血前一晚需清淡饮食，忌吃大鱼大肉，抽血当天早晨需空腹。

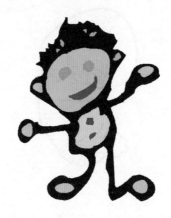

警惕胎宝宝宫内发育迟缓

〖孕情记案〗

　　文文一直身体不大好，本来打算过两年再生小宝宝，可计划总是会被意外打乱，一不小心她就怀上了小宝宝。既然这样了，她和老公商量后决定把小孩生下来。可几个月过去了，文文的肚子还是不见长大，人也没见长胖。夫妻俩开始着急了，怀疑小宝宝是不是出问题了，于是来医院问诊。

〖诊情解答〗

　　胎儿宫内生长迟缓又叫"胎盘功能不良综合征"或"胎儿营养不良综合征"，是指胎儿体重低于孕龄平均体重的一定标准。很多胎宝宝宫内发育迟缓的原因不明，一般认为与遗传因素、早期怀孕时孕妈咪患感染性疾病、胎盘与血管因素、多胎怀孕以及母亲的营养因素与生活环境因素有关。

　　孕妈咪根据怀孕28周后腹围和体重增加的速度可以初步判断胎宝宝发育是否迟缓。孕妈咪的体重从孕13周起至足月，体重以平均每周增加350克的速度增长。从孕13～28周，孕妈咪体重的增加是以自身重量增加为主，孕28周后则以胎宝宝的体重增加为主。孕28周后，如孕妈咪体重连续3周未增加，就要注意胎宝宝发育迟缓的可能性了。如果发现不正常，应立即去医院检查，最后要由有经验的医师根据宫底高度测量和B超检查的结果来确诊。

　　如何避免胎宝宝宫内发育迟缓呢？

　　营养是一个重要因素，孕妈咪不要偏食，注意营养均衡，应加强食物中的蛋白质、维生素的供给。减少大运动量活动，上班太远太累应多休息，减少消耗。孕妈咪应保持身心健康舒畅，多去阳光充足、空气新鲜处活动。睡眠最好左侧卧位。在怀孕早期，避免病毒感染及和有毒物的接触，避免辐射，避免宠物接触，尽量不服药，用药也要在医生指导下服用。有妊娠合并症的患者，应尽早到医院检查，不适宜怀孕者，尽量在孕早期终止怀孕。

避免生育畸形儿

〖孕情记案〗

　　小聪夫妻结婚8年了，好不容易盼来了一个小孩，自然是欢天喜地。结果等生出来一看，宝宝明显的不正常，畸形不说，反应也慢，既不哭闹，也没有任何表情。小聪和妻子怎么也没想明白问题出在哪里。两人既没有不良习惯，家里以前也没有这样的例子，说明没有遗传基因，怎么宝宝会不正常呢？

〖诊情解答〗

　　畸形儿产生的根源可从内因与外因两个方面寻找。一是遗传基因缺陷导致胎儿畸形，属近亲婚配或有家族遗传性疾病者婚配最易发生此类问题；另一种是非遗传性基因缺陷导致胎儿畸形，往往是由于孕妈咪在怀孕期间对致畸因素忽视所致。

　　畸形儿产生的内因主要来自遗传因素，这是由来自父母的遗传物质的异常而造成的。如近亲结婚很容易致畸。由于他们的基因来自同一祖先，双方携带有相同致病基因的可能。

　　外因主要来自环境影响：怀孕早期遭致病毒感染的孕妈咪。接触了有毒物或受到过辐射的孕妈咪。应用过不良药物的孕妈咪。经常化浓妆的孕妈咪（化妆品中含有铅、汞等有毒物质，这些物质被孕妈咪的皮肤吸收后，可透过血胎屏障进入血液循环，进而影响胎儿发育）。饲养家猫的孕妈咪（猫是弓形虫体病的传染源，孕妈咪感染此病后生下的婴儿可能患有先天性失明、脑积水等）。怀孕早期有过热浴史的孕妈咪（有些孕妈咪在怀孕初期常进行热水浴或蒸汽浴，过高的温度与闷热的浴室空气很易影响胎儿大脑和脊髓的发育）。经常情绪不好的孕妈咪（人的情绪变化与肾上腺皮质激素的多少有关，当孕妈咪出现忧虑、焦急、暴躁、恐惧等不良情绪时，肾上腺皮质激素可能阻碍胚胎某些组织的融汇作用，造成胎儿唇裂或腭裂等）。

　　另外，要做好产前检查和遗传咨询。凡具有下列情况之一的孕妈咪，在怀孕4~6个月时都应进行产前检查和遗传咨询，并进行相关的产前诊断。

　　夫妇双方均为同一种地中海贫血患者，年龄在35岁以上的孕妈咪。因卵子老化，染色体容易发生突变，产生胎儿先天性畸形或先天愚型儿的危险性较大。家族中有先天性代谢性疾病的患者，或孕妈咪本人曾生育过代谢性疾病患儿。怀孕早期曾患过风疹、巨细胞病毒、单纯疱疹等病毒感染的孕妈咪，因易感染给胎儿发生畸形。孕前及孕期饲养宠物并经常接触宠物的孕妈咪。宠物（尤其是猫）是弓形体病的传染源，孕妈咪感染后生下的婴儿可能患有脑积水、脑钙化、先天性失明等畸形。有习惯性流产、多次胎死宫内的女性，再次怀孕后要进行相关项目检查。因为这种情况有可能是由夫妇一方或双方染色体异常引起的，再次怀孕，仍可出现死胎。曾生过无脑儿、脊柱裂或其他畸形胎儿的女性，再次怀孕后，应进行产前检查和遗传咨询。因为她们再次生育同类异常宝宝的危险性较一般孕妈咪高得多。孕早期曾服用可能致胎儿畸形的药物，或接受过放射线诊断与治疗的孕妈咪，都要进行产前检查和遗传咨询，并进行相关产前诊断。

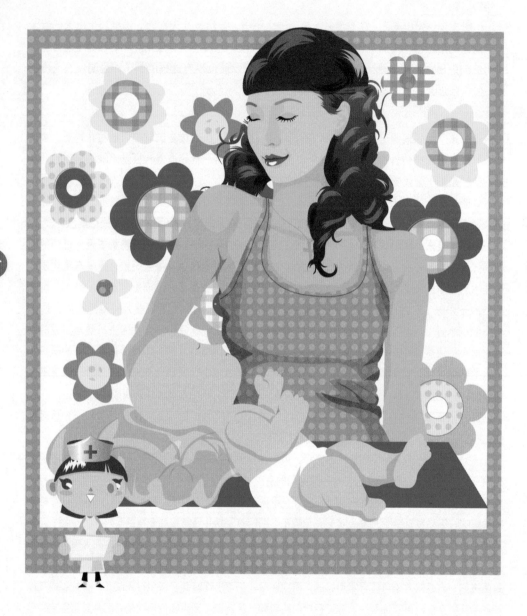

避免生兔唇宝宝

阿水和老公计划今年生小孩。经过一段时间的准备后，阿水怀上了小宝宝。经过一段辛苦的怀孕后，她在医院生下期盼已久的宝宝。可是，她一看到宝宝的样子就惊呆了，宝宝长了三瓣嘴，就是传说中的兔子嘴。这可怎么办呢？于是她带着宝宝来问诊，想知道其中的原因。

〖诊情解答〗

唇裂和腭裂俗称"兔唇"、"腭裂"。其先天性患者是由于胚胎时期上唇和上腭的发育受阻所致，该病对宝宝的身心发育及身心健康会产生消极影响。在我国，唇裂、腭裂的发生率为 $1/800 \sim 1/1000$。

唇裂与遗传因素有关

这是一个多基因的遗传病，遗传和男女患病有关系。如果男性患病，子代患病的概率为3.8‰；如果女性患病，子代患病的概率是14‰。

79

环境因素异常也会引起唇裂

妈咪在怀孕期间感染病毒和接触 X 射线、微波以及机械损伤、环境污染、缺氧等等，都可能造成遗传基因的突变，导致包括唇裂和腭裂在内的一系列畸变。怀孕期间一些药物应禁止服用，如禁用激素或抗肿瘤药物、抗组胺药物。此外，孕期女性应特别注意预防风疹、流感等病毒感染，避免精神过度紧张和情绪激动，保持心情愉快平和，避免与有毒有害物质密切接触或长期接触，不滥用药物。夫妻特别是妻子喝酒、吸烟也是导致唇裂的重要因素之一。还有营养不良，比如微量元素的缺乏。在正常情况下，口唇器官是在胚胎发育45天左右融合而成的，如果在这个时期出现叶酸、铁等缺乏，也会导致孩子兔唇。

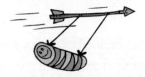

胎宝宝过小怎么办

〖孕情记案〗

欣欣身体一直很健康，但自从怀孕之后，孕吐反应严重，老是吃不下东西。渐渐地，欣欣瘦了下来，只有肚子持续增大。她想应该没什么问题，就没去医院检查。长久等待后，宝宝终于出世了，不过体重很轻，和小老鼠差不多，哭的时候也没什么力气。欣欣和老公认为这是因为才刚生出来，慢慢地就会好转。过了一段时间再看，宝宝还是比同龄人小得多。欣欣想知道是不是因为自己在怀孕的时候吃得少，所以宝宝没有吸收足够的营养，才会特别小。

〖诊情解答〗

　　胎宝宝出生体重小于2500克称为"低出生体重儿"。孕36周的胎儿正常的双顶径在8.9～9.2厘米，股骨长6.7～6.9厘米，如果测量的数值与实际的孕龄相差太远，就有可能是胎儿在宫内发育迟缓。胎儿宫内发育迟缓的原因不是太明确，可能是由于遗传、宫内环境不利于胎儿生长、胎儿病毒感染等胎儿利用营养物资障碍；或者是胎儿营养供给障碍，孕妈咪营养缺乏、胎盘的因素等均可以引起胎儿营养物质不足。一般来说，孕中、后期孕妈咪每周体重增加低于0.4千克时，就需要特别注意膳食的调配和营养的摄入了。

　　胎宝宝在母体内的增长速度在孕期的不同阶段略有不同，在孕中、晚期，增长速度明显加快，以达到出生体重的正常范围。但是，也有些孕妈咪能够明显感觉到自己的胎宝宝成长缓慢，最终导致低出生体重儿的产生。低出生体重儿的健康状况较差，与一般正常儿相比，由于其神经发育、肾脏和肺的发育成熟都是在孕晚期完成的，所以低出生体重儿对传染病易感染，肾脏发育不良，从而导致低出生体重儿第一年的住院率为正常体重儿的2倍，围产期死亡率为正常儿的30倍。

　　为了防止低出生体重儿的发生，改善胎宝宝宫内生存环境和营养至关重要。一般人的膳食习惯为一日三餐，为了保证孕妈咪的营养，孕中期以后，可在上午与下午两餐之间加一次点心，同时要经常选用富含优质蛋白质的动物性食品，如蛋、奶、鱼肉等。经常选用动物内脏，以保证充足的维生素供应。多吃新鲜蔬菜水果，尤其富含钙、铁、锌的食物，有些地区还应注意碘的供应，多吃海带及海产品。

　　胎儿到了36周就随时有生产的可能，低出生体重儿在身体发育、智力和喂养上存在一定的问题，所以，在B超检查时如提示有胎儿体重轻，要引起重视，建议住院，给予相应的治疗，以提升胎儿的健康指数。

防止巨大儿的出现

〖孕情记案〗

　　阿尹孕期B超检查时，胎头双顶径长度达到或超过10厘米以上，有巨大儿的可能。巨大儿有什么危害吗？应该怎么办？孕妈咪怎样判断腹中的宝宝是"巨大儿"呢？

〖诊情解答〗

　　胎儿体重超过4000克，临床称为"巨大儿"。巨大儿除了给孕妈咪分娩带来麻烦外，其生下后往往体质"外强中干"，身体抗病能力弱，各种疾病会接踵而至。巨大儿不仅胎头较大，而且骨骼较硬，头骨不易变形，所以在阴道分娩时常不能顺利通过产道而导致难产。如果处理不当，可危及母婴性命。所以，孕妈咪应在整个孕期按规定认真进行产前检查，主动接受医生的饮食指导。巨大儿的出现常是孕期营养过剩、营养不平衡的结果。现代的孕妈咪可以说是要

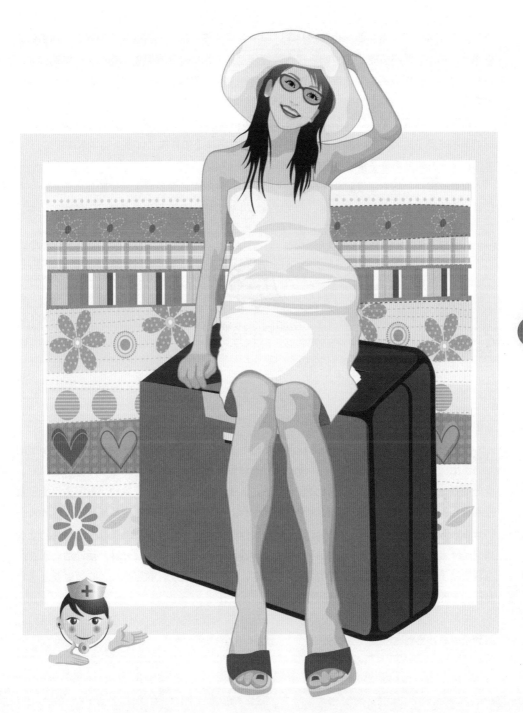

吃什么有什么，但在美食面前也要讲科学。孕期合理营养的第一要旨就是平衡膳食，通俗地说就是什么都吃，既不多吃也不少吃。摄入的糖分过多（包括过量水果中的糖分）、脂肪过多、蛋白质过多，而相应的食物纤维素等过少常是导致孕期体重增长过快、肥胖以及巨大儿出现的重要原因。

需要注意的是：单纯靠观察孕妈咪肚子的大小来判断是否会生出巨大儿是不准确的，因为影响孕妈咪肚子的大小的因素很多，包括孕妈咪自身条件（如身高、体重）及羊水情况等。

正确的方法是测量子宫底高度是否与怀孕月份相符。

测量腹围：B超下测量胎头大小和胎儿的肩围、胸围、股骨长等来估算胎儿体重。胎头双顶径长度达到或超过10厘米以上者，应考虑巨大儿的可能，需再测胸径及肩径，若胸径、肩径明显大于头径，自然分娩时则有发生难产的可能性。

孕妈咪外出须知

〖孕情记案〗

春天到了，孕妈咪小红在家里呆了一个冬天，想出去透透气，感受一下春天的气息。但她不知道自己能否出行，如果出行的话需要做哪些准备工作，要注意些什么问题。

〖诊情解答〗

在旅行前要做好旅行计划，不要让自己和胎宝宝太劳累。要避免去人多杂乱、道路不平的地方。出门在外，要有宽松的时间，保证充分的休息和睡眠。孕妈咪想出去首先要有人陪同，最好不要一个人独自出行，这样才会有安全感，发生意外也能及时得到救助。最好采用能自我控制行程的旅游方式，尽量避免跟随团队观光旅行。而且孕妈咪不宜乘坐颠簸较大、时间较长的长途汽车，如果可能，尽量坐火车或飞机。为预防晕车引起呕吐，应携带几个塑料袋防吐。如果是乘坐私家车做长途旅行，最好一两个小时停车一次，下车步行几分钟，活动活动四肢，这样有助于促进血液循环。出游时尽量少带行李，穿轻便的鞋子，衣服宽松，吃饭时要考虑到自己的营养需求。出现异常时一定要请人帮助。

如果出门时正赶上做孕期检查，孕妈咪应及时在当地医院检查，以便掌握自身健康情况。回到家以后，再到医院查一次。

孕期异常与护养

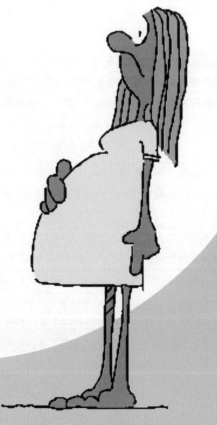

第一节　孕期常见问题的护理

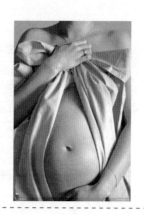

〖孕情记案〗

　　小羽夫妻两人都是独生子女，所以婚后生小孩的压力很大。在各种尝试之下，宝宝终于在小羽肚子里安家了。对于这个大家期盼已久的宝贝疙瘩，小羽又是高兴又是发愁，不知道怎样来应付即将到来的各种孕期问题，怎样才能让宝宝平平安安地来到这个世界。

〖诊情解答〗

　　生产是绝大多数女性的必经之路，是符合自然规律的，所以用不着担心或焦虑。至于孕期出现的身体上的各种变化，大多数是正常的，对宝宝不会有不良影响。对于那些对宝宝有影响的问题，通过一定的措施是可以预防或治疗的。一般来说，孕期常见的问题如下：

妊娠剧吐

　　现代医学研究认为，怀孕期剧吐病因至今尚未明了，可能是受体内绒毛膜促性腺激素水平急速升高、胃酸减少以及胃排空时间延长等因素所致，也可能与精神和心理因素引起自主神经失调有关。

　　育龄女性在早期怀孕多数人会发生恶心、呕吐、乏力等症状，医学上称为早孕反应。这是正常的生理现象，可自行消失。可是，少数孕妈咪呕吐较为严重，一见到食物就频频呕吐，甚至连喝水也吐，结果发生严重的水、电解质紊乱症状：口渴、烦躁、尿少、形体消瘦，精神萎靡、眼眶下陷等。医家认为，如果这种妊娠剧吐持续时间长，超过3个月以上，由于营养不良，会严重影响孕妈咪身心健康与胚胎的正常发育，不利于优孕优生。

　　为了避免和减少孕吐不良影响，孕妈咪应注意保持愉悦心情，少食多餐，吐了之后还要再食。同时，在医生指导下服药治疗。

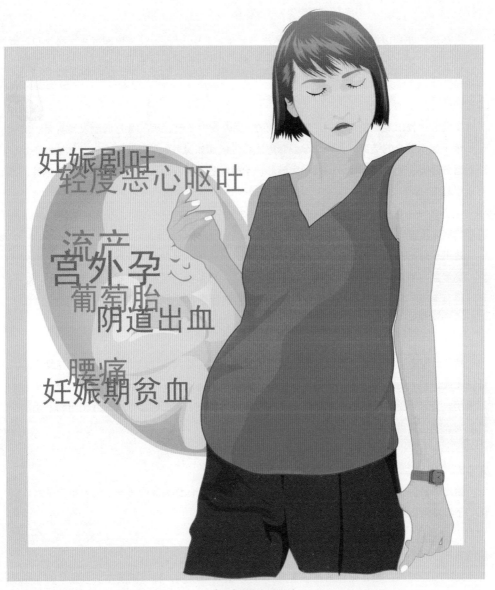

妊娠剧吐
轻度恶心呕吐
流产
宫外孕
葡萄胎
阴道出血
腰痛
妊娠期贫血

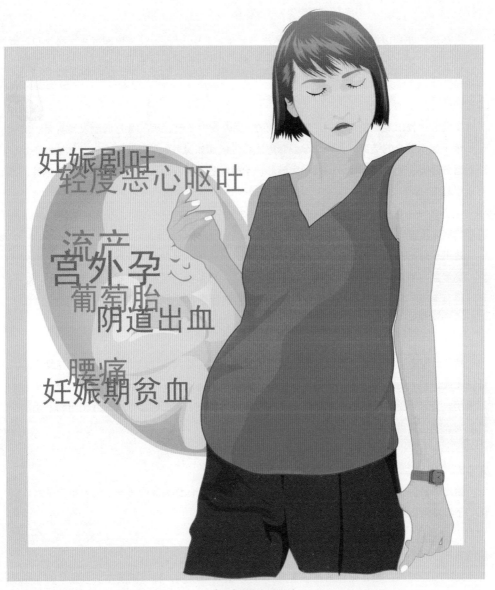

轻度恶心呕吐

　　加强饮食调理，多吃清淡、有营养、易消化类食物，少吃多餐，同时口服下列药物：维生素B₆，每次10毫克，每日3次；维生素C，每次200毫克，每日3次，维生素B₁每次20毫克，每日3次；谷维素，每次20毫克，每日3次。

　　恶心呕吐厉害者应当住院治疗，以便及时补充水分，纠正脱水和酸中毒，并根据电解质测定结果，及时补充氯化钠或氯化钾等。

流产

凡怀孕在28周以前就中断的，叫做流产。发生在12周以内者称为早期流产，较多见；在12~28周之间者，称晚期流产。临床表现主要是停经后出现阴道流血及下腹部疼痛。

早期流产

要请医生找出流产的原因。一般讲，怀孕8周内发生流产，有80％是胚胎发育异常，或卵子和精子都不健全的结果。另外，孕妈咪患遗传性疾病如滋养细胞功能不全、黄体功能不足、胚胎营养障碍、免疫功能低下以及子宫畸形，孕妈咪患有全身性疾病或遭受突来的外创等，都可以引起流产。

妊娠中期人工流产

适用于12~24周无禁忌症者。使用药物以利凡诺为主，其他有天花粉、芫花制剂、前列腺素、高渗盐水等。用药后一段时间，可引起子宫阵缩而迫使宫颈扩张，排出胎宝宝及胎盘。用药途径有羊膜腔内、外注射和肌肉注射以及阴道内放置等，可因选择药物不同而异。

86

不全流产

胎儿已排出，部分或全部胎盘尚残留于子宫腔内者，称为不全流产。阴道流血持续不止，量或多或少，有时如月经量，有时因胎盘部分剥离可大量流血，引起休克。妇科检查，子宫颈口未闭，有时可见胎盘组织堵塞宫口，子宫较停经月份小，应即时清除宫内残留组织，阴道流血时间长者，需用抗生素控制感染。

完全流产

胎儿与胎盘完全排出，腹痛随之消失，流血逐渐停止，称为完全流产。妇科检查子宫口已闭，子宫接近正常大小。一般不用特殊处理。

稽留流产

又称过期流产，胎儿死亡留在子宫内2个月以上未排出的，称过期流产。多数孕妈咪在早期怀孕时，曾有流产先兆，以后子宫不再长大，反渐缩小，怀孕反应消失，有时反复阴道出血，量时多时少，暗棕色，尿妊娠试验阴性，超声波检查无胎心、胎动波。妇科检查时子宫小于怀孕月份。确诊后，应及时处理。因稽留日久有可能发生凝血功能障碍，造成严重出血。

习惯性流产

习惯性流产是自然流产中的一种类型。连续发生自然流产3次或3次以上者称为习惯性流

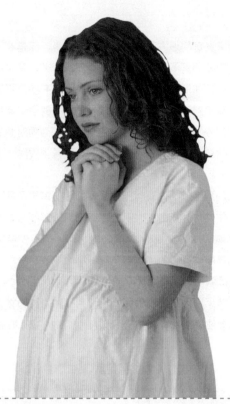

产。原因多为黄体功能不全、甲状腺功能低下、先天性子宫发育异常、宫颈内口闭锁不全及子宫肌瘤等。处理原则以预防为主。在受孕前，男女双方应进行详细的体格检查，包括生殖器检查、精液检查、新陈代谢测定及细胞染色体检查等。

流产后如何居家调养

流产后一般应在医院的观察室休息两小时，医生须观察你的血压、脉搏、阴道流血等情况，当这些都无异常时就可以回家了，而中期怀孕人工流产则需住院观察3～5天。根据不同情况，医生会给你开一些抗生素和促进子宫收缩的药物（如益母草），回家后应按时服用。怀孕月份大于3个月人工流产后，还需服用退奶药以避免乳汁分泌。

流产后由于子宫有新的创伤及阴道流血易发生逆行感染，因此流血未净前禁止盆浴，一个月内禁止性生活。要注意阴部卫生，如每日清洗外阴，但应注意不要让污水流入阴道。

饮食方面需注意营养搭配，保证蛋白质的摄入，如鸡蛋、牛奶、鱼、禽、肉类等。多吃蔬菜和水果，但要少吃生、冷、硬的食物，以免刺激肠道引起消化不良。

一般来说流产不会对心理健康造成影响，只有少部分女性流产后经受很大的痛苦，或产生焦虑、抑郁等。发生流产后半年以内要避孕，待半年以后再次怀孕，可减少流产的发生。

宫外孕

宫外孕就是胚胎着床发育的地方不是在正常的子宫内，而是在子宫以外的地方。宫外孕的位置有：输卵管，又分为输卵管间质部、峡部、壶部、伞部，其中以壶部为最常见；卵巢；腹腔；子宫颈。其他部位：例如脾脏、肝脏、横膈膜等都曾有病历报道，但实在非常罕见。这种胚胎除了因为发育的位置不对，所以无法健康成长外，同时会引起母体的病变及伤害，需要当作疾病积极加以处理。宫外孕是妇科一种危险的急腹症，必须对之高度警惕。一旦有上述现象出现时，应立即去医院检查确诊，并进行及时抢救，以减少或防止腹腔出血，避免因出血过多而发生严重后果。

宫外孕的具体表现是月经过期，有时伴有厌食、恶心等早孕反应，提示已怀孕但突然出现下腹痛，持续或反复发作，可伴有恶心、呕吐、肛门下坠等不适，严重时患者面色苍白，出冷汗，四肢发冷，甚至晕厥、休克。约有1/4的宫外孕病人仍有少量出血，许多女性将它误以为是正常的月经而耽误了诊断的时机，所以若是经量不大或者月经的状况与以前不同，若有怀孕可能都应自行或配合医师验孕，以排除怀孕或宫外孕的可能。

由于引起宫外孕的常见原因是慢性输卵管炎，所以做好输卵管炎的防治显得非常重要。在产后、流产后和月经期要注意卫生，预防感染现象，应及时彻底地治疗，以免后患。

葡萄胎

葡萄胎又被称为水泡状胎，因怀孕后胎盘绒毛形成许多大小不等、形状如葡萄的水泡样水肿而得名。有少数女性怀孕以后，在子宫腔内生长的不是胎儿，而是无数成串的大小不等的透明水泡，大的像葡萄，小的像绿豆。它有完全性和部分性之分，大多数为完全性葡萄胎。临床诊断葡萄胎皆指完全性葡萄胎而言；部分葡萄胎伴有胎盘组织或胎宝宝者，则冠以部分性葡萄胎。在自然流产的组织中，发现40％的病人有一定的水泡样变性，但不诊断为葡萄胎。

葡萄胎是由胎盘绒毛膜滋养层细胞过度增生所致，属良性者都有停经史。多数患者在停经早期即有严重的怀孕反应。停经2～3个月后出现持续性阴道流血，出血量多少不定，有时血中带有水泡状物，反复出血可导致贫血。子宫增大迅速，多数病人子宫大于停经月份的正常怀孕子宫，但腹部摸不到胎块，听不到胎心音。晚期病人可出现高血压、蛋白尿。

葡萄胎是良性疾病，但仍需及早诊治。该病的临床表现主要为早期症状与正常怀孕相似，有停经、恶心、呕吐等症状，停经两三个月后葡萄状物与子宫壁剥离，患者出现阴道出血，为持续性或间断反复发生，大多数情况下子宫发育要大于停经月份，甚至怀孕四五个月时，孕妈咪依旧感觉不到胎动。

葡萄胎确诊以后，必须立即做清宫手术。因为葡萄胎的恶变可能性较大，所以清宫后的患者必须做进一步的治疗和观察，做到定期随访。妊娠试验由阳性转为阴性，一般至少2年，所以在2年内必须复查。40岁以上患者可做子宫切除，年轻患者尿妊娠试验持续阳性，可以考虑化疗。

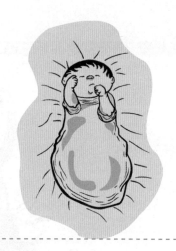

阴道出血

正常怀孕是不该出现阴道流血的，出现阴道流血表示出现了异常情况。那么出现阴道流血该怎么办？

孕早期阴道出血，一般有下列几种可能情况：一是葡萄胎。如血色红暗或呈水样，并伴有呕吐、恶心等严重的怀孕反应，且子宫迅速增大，则可能是患葡萄胎。二是宫外孕。如果只有少量流血且持续不止，并伴有突然的腹痛时，应考虑到宫外孕。三是早期流产。怀孕后，突然出现阴道出血，早期流产的可能性比较大。

怀孕后发现阴道出血，应及时到医院检查，切忌盲目保胎，否则，会引起严重后果。如因宫外孕或葡萄胎引起阴道出血，要在医生指导下使用药物，必要时进行 B 超检查，了解胚胎发育情况，排除葡萄胎、异位怀孕等疾病。如果流血多，胚胎已经死亡，则应行清宫术，并且进行抗感染治疗。禁止性生活。

孕中期阴道出血

这个时期发生阴道流血的原因有流产、异位怀孕、葡萄胎、生殖道肿瘤等。如果医生诊断是属于流产，同样需要卧床休息，禁止性生活，使用医生开出的药物。如果经上述处理，腹痛继续加剧，流血不减少，就必须住院治疗。

孕晚期阴道出血

最常见的异常出血为前置胎盘及胎盘早剥，前一种为无痛性出血，出血量常较多，甚至可引起产妇休克；后一种是伴有腹痛的出血，这一种出血不一定完全流出来，可积于胎盘与子宫壁之间。其他出血还可有创伤、炎症、肿瘤等。不管哪一种出血，都应该及时到医院治疗，不可掉以轻心，以免对妈咪和胎儿造成伤害。

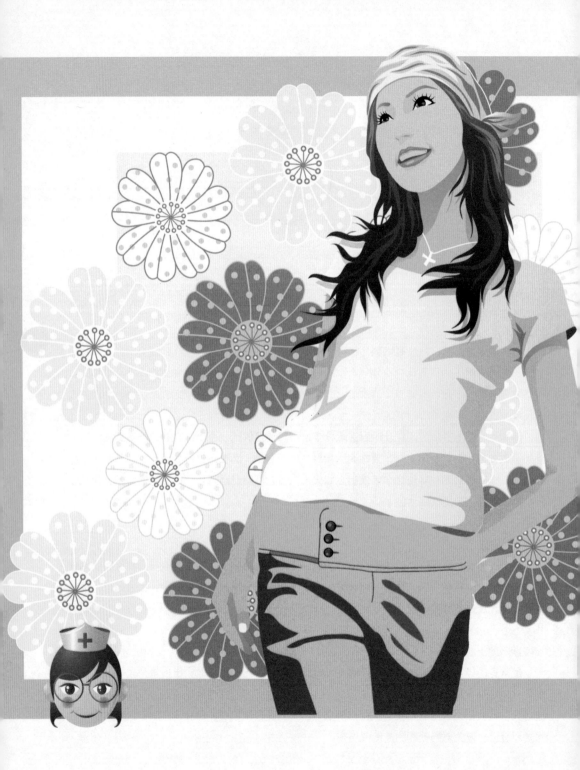

腰痛

在怀孕的不同阶段，腰痛的原因也有所不同。

怀孕早期的腰痛不会很严重，疼痛比较轻微，多为腰酸背痛。这一时期的腰痛往往是由子宫后倾、压迫直肠和韧带造成的，孕妈咪不必紧张。

当身体出现异常时，无论是否严重，孕妈咪自己都要仔细认真观察，并及时作出相应的处理，不能因小疏忽造成大错误。

如果腰痛伴随阴道出血，且疼痛剧烈，要注意是否有流产的可能，或是否宫外孕。如疼痛严重到影响活动或向其他部位放射时，应到医院检查，查找原因，及时治疗。腰腿痛的同时还伴有坐骨神经痛，可能是缺少维生素B_1所致。如伴有腿"抽筋"，可能是缺钙。

怀孕中期和晚期的腰痛，原因多半是因为胎儿的迅速发育使子宫逐渐增大、腹部日趋向前，为了保持身体平衡，上身便代偿性后仰，因而引起脊柱过度前凸，背伸肌持续紧张，造成腰、背部过度疲劳，很容易就腰酸背痛，一般来说在休息后症状可减轻。病症严重者对胎儿会有影响，要及时看医生，以免造成严重后果。

妊娠期贫血

当孕妈咪贫血时，会出现头晕、耳鸣、四肢乏力、活动后气急、心慌、心脏搏动增强等症状。妊娠期贫血，机体抵抗力下降，易发生感染。严重的会发生心肌损害，甚至发生贫血性心脏病。胎宝宝也会因宫内缺氧，导致死胎、早产、新生儿低体重等不良后果。产后出血极易发生休克，为了保证母婴平安，应当注意预防怀孕期贫血。

贫血可使孕妈咪发生妊高征，增加妊娠期的危险性。更重要的是，贫血可使胎儿在子宫内发育迟缓，出生体重降低，还可导致出生后智力水平下降。许多研究已证明，患贫血的妈咪所生的宝宝与一般宝宝相比，智力水平有所降低，行为异常出现率较高。

因此，预防孕期贫血是非常重要的。为了防止怀孕期贫血的发生，孕妈咪平时应多食含铁丰富的食品，我国推荐孕妈咪每日铁的供给量为28毫克，为了达到这个标准，孕妈咪要保证摄入足够的维生素B_{12}、叶酸。应多吃含铁及叶酸丰富的食品。膳食中铁的良好来源为动物肝脏、动物的血、畜禽肉类、鱼类，尤其是红色瘦肉、绿色蔬菜是补充叶酸的良好食物来源。但植物不利于铁的吸收，因此不是铁的良好食物来源。黑木耳、苋菜、菠菜等含铁较高，在孕期可适当吃些，作为铁质的补充。

怀孕期间应定期检查血红蛋白和红细胞计数，及早发现和治疗贫血，必须时补充铁剂、叶酸、维生素B_{12}等，严重贫血可考虑少量输血。除此之外还应及时检查，发现并治疗能引起贫血的各种疾病，甚至可终止怀孕，待疾病痊愈后再怀孕。

第二节　孕期疾病防治

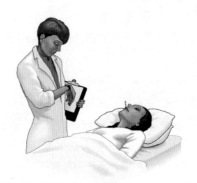

〖孕情记案〗

　　由于各种因素，一些孕妈咪在孕期会出现各种各样的疾病。既然是疾病，肯定会对身体健康产生影响，进而影响到胎宝宝的健康发育。但在有的病症下，孕妈咪不能再保持怀孕状态，必须治好病才能重新考虑怀孕；就是普通疾病，孕妈咪也尽量不要吃药，因为药物会被宝宝部分吸收，产生不良影响。因此，对于孕期可能出现的各种问题，要怎样来预防和治疗，也是孕妈咪和家人必须了解的。

〖诊情解答〗

　　一般来说，在孕期，孕妈咪可能会患上以下疾病。对于不同病症，要采取的防治手段自然也有所区别。

妊娠高血压综合征

　　妊娠高血压综合征简称妊高征。妊高征是指怀孕24周以后，出现高血压、浮肿、尿中有蛋白等症状，严重的可以发生抽搐、昏迷及心肾功能衰竭。妊高征按严重程度分为轻度、中度和重度。

　　妊高征对母体的影响：妊娠高血压综合征易引起胎盘早期剥离、心力衰竭、凝血功能障碍、脑出血、肾功能衰竭及产后血液循环障碍等。而脑出血、心力衰竭及弥散性血管内凝血为妊娠高血压综合征患者死亡的主要原因。

　　妊高征对胎宝宝的影响：重度妊娠高血压综合征是早产、宫内胎宝宝死亡、死产、新生儿窒息和死亡的主要原因。孕妈咪病情愈重，对胎宝宝的不良影响亦愈大。

　　发病时间一般是在怀孕20周以后，尤其在怀孕32周以后最为多见。以下人群为易患妊娠高血压综合征者：年轻初产妇及高龄初产妇；患有原发性高血压、慢性肾炎、糖尿病合并妊娠者；营养不良，特别是伴有严重贫血者；双胎、羊水过多及葡萄胎的孕妈咪；有家族史，如孕妈咪的母亲有妊高征病史者，孕妈咪发病的可能性较高。

本病的预防，关键在于做好孕期保健，加强孕期营养及休息。加强怀孕中、晚期营养，尤其是蛋白质、多种维生素、叶酸、铁剂的补充，对预防妊娠高血压综合征有一定作用。因为母体营养缺乏、低蛋白血症或严重贫血者，其妊高征发生率增高。每次产前检查除应测量血压外，还应测量体重，检查尿中是否出现蛋白。对有妊高征家族史、肾脏病、糖尿病及羊水过多、多胎怀孕的孕妈咪更应注意。产前检查的次数可适当增加，以便密切注意病情变化。一旦出现妊高征，应积极治疗。

孕期心脏病

心脏病是孕产妇死亡的主要原因之一。经医生允许怀孕的心脏病女性一旦确定怀孕了，应及时去医院请医生做详细的体格检查和心脏功能测定，以取得医生的指导；同时，心脏病孕妈咪在整个怀孕期应特别注意以下几个问题：定期检查。心脏病孕妈咪做产前检查的次数比正常孕妈咪要多，一般在怀孕5个月前每2周检查一次，怀孕5个月后每周检查一次。

为了确保母婴平安，一般应在预产期前1个月就住院休息，尤其是紫绀型先天性心脏病孕妈咪更应尽早住院。怀孕3～4个月期间，孕妈咪可以做些轻微的工作和家务活，若发生气急、心慌、胸闷等症状，说明心脏负荷已超重，应立即休息，停止工作或干家务。

孕妈咪除了要负担胎儿生长发育所必需的营养物质外，还要担负自身因怀孕所增加的营养需求。患心脏病的孕妈咪如果营养不足或饮食调配不当，比一般孕妈咪更容易发生妊娠并发症，如贫血、水肿等。心脏病孕妈咪的菜肴宜清淡、易消化，从怀孕第四个月起，每日食盐摄入量不宜超过3～5克，以免增加体内钠的潴留，加重心脏负担。孕期除应补充多种维生素、矿物质、微量元素外，自怀孕第20周起开始补充铁剂是非常必要的。这样可以减轻因血液稀释造成的低氧血症，避免心脏负担加重，并且尽量不要饮用含咖啡因的饮料和食入过度刺激性的食物。应注意的是，整个怀孕期孕妈咪的体重增加不宜超过9千克，以免增加心脏负担。如果在夜间出现了胸闷、气促，一定要警惕，小心早期心衰的发生。

另外，孕期要注意性生活卫生，以免发生感染。一旦患病，尤其是上呼吸道感染，要及时去医院，遵医嘱服药。

妊娠糖尿病

妊娠糖尿病是指女性在怀孕期间患上的糖尿病。临床数据显示有2%～3%的女性在怀孕期间会发生糖尿病，但怀孕之后糖尿病会自动消失。妊娠糖尿病更容易发生在肥胖和高龄产妇中。有将近30%的妊娠糖尿病妇女以后可能发展为II型糖尿病。

妊娠糖尿病：指怀孕期间短暂的糖尿病状态，怀孕之后糖尿病消失。

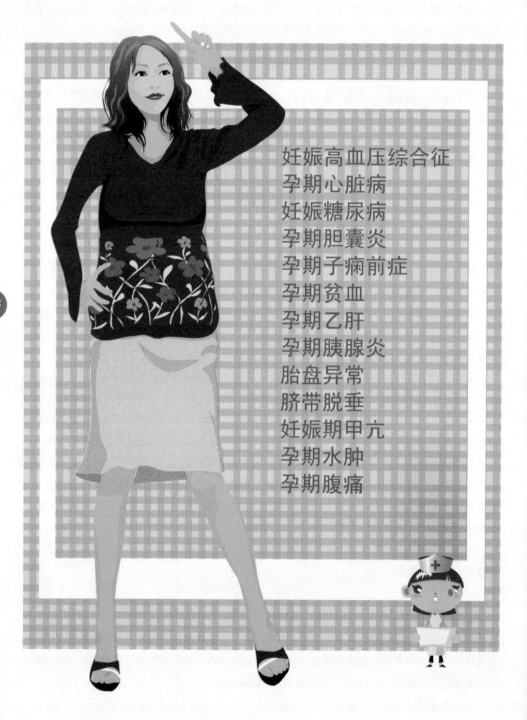

妊娠高血压综合征
孕期心脏病
妊娠糖尿病
孕期胆囊炎
孕期子痫前症
孕期贫血
孕期乙肝
孕期胰腺炎
胎盘异常
脐带脱垂
妊娠期甲亢
孕期水肿
孕期腹痛

糖尿病妊娠：指怀孕之前就有糖尿病的妇女，怀孕之后糖尿病仍会持续存在。

无论是妊娠糖尿病还是糖尿病妊娠，都需要细心照顾。

糖尿病对胎宝宝的影响也很大，包括巨大儿和畸形发生率增加，以及新生儿低血糖和呼吸窘迫综合征多见等等。

一般来说，糖尿病患者在怀孕前3～6个月应该把糖化血红蛋白指标控制在正常范围之内。在怀孕期间，每天至少监测4次血糖，同时监测尿酮体水平。要注意各种饮食搭配，保证胎儿正常发育。每日保证摄入优质蛋白质以及各种新鲜水果蔬菜，可以采取少食多餐的办法以及睡前加餐的办法。怀孕期间每个月体重增加不要超过1.5千克。孕期禁服降糖药，可以用人工胰岛素控制血糖，避免食用动物胰岛素，以免产生结合抗体对胎儿造成不良影响。

有些糖尿病孕妈咪只需饮食调节即可控制糖尿病，有些则需要胰岛素注射。怀孕期间不宜用口服降糖药物。糖尿病孕妈咪在生产前应住院一段时间，以便监测血糖，选择胎宝宝生产的最佳时机。有些女性是在怀孕后才患糖尿病的，即妊娠糖尿病，宝宝出世后，糖尿病的情况可能会好转。

孕期胆囊炎

怀孕以后，孕妈咪血液和胆汁中的胆固醇增高，而且胆囊排空的速度缓慢，胆汁中胆固醇与胆盐的比例发生变化，使得胆固醇沉积而形成结石，可诱发胆囊炎。

孕妈咪患胆囊炎多数发生在怀孕晚期。胆囊炎急性发作，多数表现为右上腹剧烈疼痛，呈持续性且常有阵发性加剧，相当多患者有右肩或右上腰部的放射痛，伴有发烧、恶心、呕吐等。胆囊和胆管受阻者有黄疸。

一般而言，怀孕期间患胆囊炎者与普通人患胆囊炎相比，在诊断和治疗上因有其特殊性而显得要困难些。胆囊炎的治疗分为手术治疗和非手术治疗两种。孕妈咪一旦发生胆囊炎，一般先以药物治疗，采用非手术治疗方法，作以下内科处理：采用解痉止痛剂；用清热解毒、疏肝利胆的中药；选用抗生素进行治疗；控制饮食，忌油腻，吃易消化的食物、低脂肪的流质或半流质。慢性患者可适当进食素油，不必过于顾忌。

经过上述方法，一般会有所好转。孕妈咪在一般情况下不宜做手术治疗，但病情不减轻，反复出现腹痛，有胆囊穿孔或弥漫性腹膜炎的表现时，则应及时进行手术治疗。

孕期子痫前症

子痫前症，以前多半被称之为妊娠毒血症，在产科学上与出血及感染并列为造成孕妈咪死亡的三大原因。此外，子痫前症亦会对胎宝宝的成长发育造成影响，甚至可能造成宝宝胎死腹中。因此，对子痫前症能有基本的认识对产科的医护人员与即为人母的孕妈咪而言都是相当重要的。

子痫前症的处理基本上应尽可能达到下列3个目标：在对孕妈咪与胎宝宝伤害最小的情况下终止怀孕；小孩出生后在目前的医疗技术下可以存活；母体的健康能完全恢复。

　　子痫前症是产科学上的一个重要疾病，其详细病因目前医学界尚未完全了解。但是无论如何，此疾病有可能对产妇及胎宝宝健康造成重大影响。此外，子痫前症的症状在早期往往不是相当明显，因此，凡怀孕中的孕妈咪最重要的就是要按照规定时程接受产前检查，如此才能使妇产科医师确实掌握胎宝宝状况，并早期发现子痫前症，以便采取必要的处置。

　　孕妈咪在面对子痫前症时，心境要尽量保持平稳，尤其在胎宝宝未发育成熟时，最需要充分休息，这样可降低血压及消肿。在食物上尤其要控制，采取低盐、低脂肪饮食，随时控制血压及体重。

孕期贫血

　　如果孕妈咪从坐着到忽然站起来的时候，两眼发黑或眼冒金星，那很可能是贫血的预兆了。

　　贫血是怀孕期常见的一种并发症。最常见的是缺铁性贫血，较少见的是巨幼细胞性贫血，极少见的是再生障碍性贫血。孕妈咪从第5～6个孕月开始，容易发生贫血。胎盘和胎宝宝的发育都需增加血液量，铁的需要量甚至达到孕前的2倍。孕妈咪本身胃酸减低也影响食物中的铁吸收，加之平时月经失血使体内铁贮存不多，如果不能通过饮食摄取足够的铁就会使孕妈咪发生贫血。

　　贫血会使孕妈咪发生妊高征的比率明显增高。不过，如果症状较轻就不易被察觉，从而造成长期慢性贫血，使胎宝宝的生长发育受到影响，如宫内生长迟缓、足月时体重不够2.5千克、出生后易发生呼吸道及消化道感染。分娩时，贫血的孕妈咪常使胎宝宝不能耐受子宫阵阵收缩造成的缺氧状态，在子宫内窒息，还会发生宫缩乏力、产程延长、产后出血多等情况；在产褥期比正常产妇的抵抗力低，易感冒和发生泌尿道感染，严重贫血会导致未成熟儿及早产儿的发生率明显高于正常孕妈咪。

　　怀孕前应该积极治疗失血过多的疾病，如痔疮、钩虫病、月经量过多等，以增加铁的储备。孕妈咪从开始怀孕就要多吃富含铁的食物，如瘦肉、家禽、动物肝及动物血（鸭血、猪血）、蛋类等，同时多吃水果和蔬菜，水果和蔬菜不仅能补铁，所含的维生素C还促进铁的吸收和利用。豆制品含铁也较多，肠道吸收率较高。在主食上最好多吃面食，面食较大米含铁多，吸收率也比大米高。

　　怀孕4个月以后，每日服用硫酸亚铁100～200毫克，可以达到预防贫血的目的。如果孕妈咪已发生严重贫血，那就应根据贫血的程度决定治疗方案。

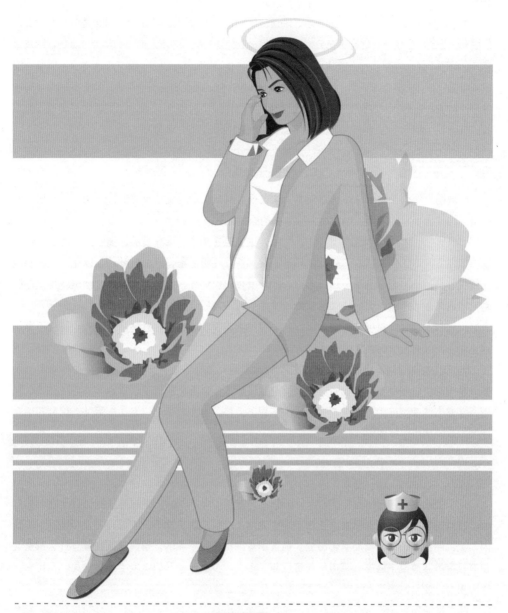

孕期乙肝

　　乙型肝炎是一种全身性病毒感染性疾病。一旦患病，治疗十分困难。因此怀孕女性发现被乙型肝炎病毒感染或携带乙型肝炎病毒后，应及早流产。因为感染乙肝的孕妈咪继续怀孕，不仅会加重病情，而且会把病毒传染给胎儿，影响胎儿正常的生长发育，甚至造成畸形、死胎。如果怀孕已到晚期，孕妈咪难以引产或需要这个宝宝时，可采取以下一系列措施尽量保护新生儿。

由于乙肝病人或携带病毒者的羊水、阴道分泌物、血液、汗液以及乳汁、唾液等都带有病毒，应由有经验的医生助产，这样可在分娩过程中尽量避免婴儿吸入羊水、血液和其他分泌物，以减少感染。妈咪不要亲吻婴儿，不要共用食具和毛巾等物品。如需接触婴儿，应先洗干净手。有条件的最好母婴分开，由健康人喂养，这样可避免婴儿传染发病。避免将乙肝病毒传染给婴儿的最好的方法是给新生儿注射乙肝疫苗。乙肝疫苗应在新生儿出生后24小时内，满1个月和6个月时各注射乙肝疫苗1针。因为乳汁里含有大量乙肝病毒，容易传给婴儿，所以不能哺乳。

孕期胰腺炎

怀孕期为什么会发生急性胰腺炎呢？这在很大程度上是胆囊结石惹的祸。此外，不科学的膳食结构加上生理的因素，也是诱发胰腺炎的原因之一。

孕妈咪在怀孕期间(特别是怀孕4个月后)，进食较多肉类、油炸食品、高脂的汤类后，若出现持续性上腹痛，伴有呕吐恶心，发热、心跳加快，呼吸困难，应及时就诊，以免发生胰腺炎而错过治疗时机。重症胰腺炎起病凶险，胰腺发生出血坏死，腹腔有大量血性渗出，急性渗出物和毒素可刺激子宫，引起持续性宫缩，最终导致子宫胎盘血循环障碍，使胎儿缺氧而死亡。毒素也可直接通过胎盘引起死胎。因此，一旦诊断为重症胰腺炎，且病情危险时，医生不得不终止怀孕，以抢救孕妈咪的生命。

可见，无论何种类型的胰腺炎，对孕妈咪和胎儿的危险都很大。所以，预防显得尤为重要。患有胆囊结石的女性，如有过胆绞痛症状，原则上应在切除胆囊、治愈胆疾后再怀孕。否则，在整个怀孕过程中，都需要在医生的指导下监控，避免胆囊疾病发作。另外，保持正确合理的饮食习惯也很重要。

胎盘异常

正常的胎盘应该是附着在子宫上段的体部，如果附着于子宫下段或直接掩盖在子宫颈内口上，就称前置胎盘。当怀孕晚期子宫不规则收缩，或临产后子宫下段扩张，可使覆盖于子宫颈内口上的胎盘与子宫分离而引起出血。前置胎盘的出血是不痛的，孕妈咪往往没有什么感觉或仅有轻度的腰酸或下坠感。阴道出血可反复、多次、少量，使孕妈咪发生严重贫血，也可一次性大出血，使孕妈咪陷入休克，处理不及时会导致母婴死亡。发现前置胎盘应尽早治疗。

胎盘早期剥离：正常情况下，分娩时总是先娩出胎宝宝然后再娩出胎盘。胎盘早期剥离是指怀孕28周之后，正常位置的胎盘在胎宝宝娩出之前，部分或全部自子宫壁剥离。

这是怀孕晚期的一种严重并发症，它常因妊娠高血压综合征、慢性肾炎、外伤或突然大量羊水流出而引起。及时发现并治疗妊高征，避免外伤和胎膜早破等情况发生，可预防胎盘早剥的发生。本病一旦诊断确立，需立即终止怀孕，多数需剖宫产。

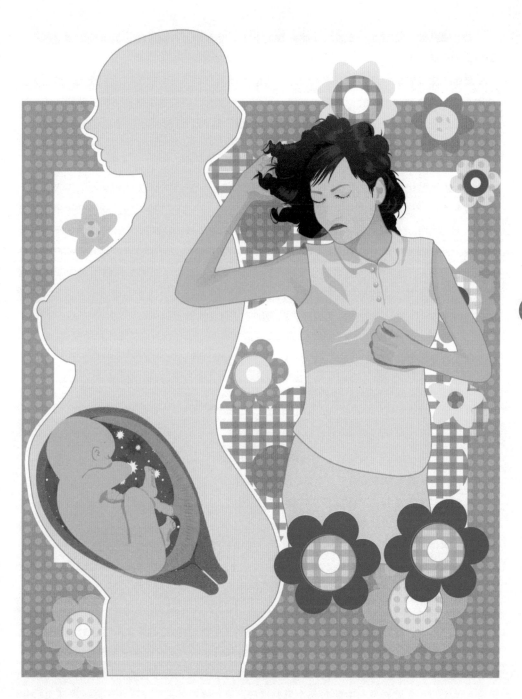

脐带脱垂

若胎膜已破，脐带进一步脱出于胎先露的下方，经宫颈进入阴道内，甚至经阴道显露于外阴部，称为脐带脱垂。

脐带先露或脱垂对产妇的影响不大，只是增加手术产率。对胎宝宝则危害很大。脐带先露或脱垂，胎先露部尚未入盆，胎膜未破者，可仅在宫缩时，胎先露部被迫下降，脐带可因一时性受压致使胎心率异常。若胎先露部已入盆，胎膜已破者，脐带受压于胎者先露部与骨盆之间，引起胎宝宝缺氧，胎心率必然有改变，甚至完全消失，以头先露最严重，肩先露最轻。若脐带血循环阻断超过7～8分钟，则胎死宫内。

一旦发现脐带先露或脱垂，胎心尚存在，或虽有变异而未完全消失或刚突然消失者，表示胎宝宝尚存活，应在数分钟内娩出胎宝宝。宫口已开全，胎头已入盆，应立即行产钳术或胎吸引术；臀位能掌握臀牵引技术者，应行臀牵引术；肩先露时，能掌握内倒转技术及臀牵引术者，可立即施行。后两者若为产妇，则较易实施。实施臀牵引术无把握者，尤其是初产妇，仍应行剖宫产术。若宫颈未完全扩张，应立即行剖宫产术。在准备期间，产妇应采取头低臀高位，必要时用手将胎先露部推向骨盆入口以上，以减轻脐带受压，术者的手保持在阴道内，使胎先露部不能再下降，以消除脐带受压，脐带则应消毒后回纳阴道内。

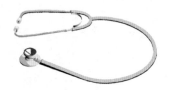

妊娠期甲亢

妊娠期伴发的甲亢以甲状腺弥漫性肿大、突眼、高代谢为主。若控制不良，不仅增加胎儿先天异常，还可发生早产、流产、死胎，分娩下来的婴儿还易发生新生儿甲亢。

孕妈咪若食欲良好，但体重却不随怀孕周数增加，持续的心动过速、休息时心率超过100次/分，四肢近端肌肉消瘦，应当怀疑患有妊娠期合并甲亢。检测孕妈咪血FT3、FT4水平，如升高，则可诊断为甲亢。

查出甲亢后，孕妈咪不必过于紧张。通常情况下，怀孕不会加重甲亢，一般也不必终止怀孕，只需在怀孕期及产后，在对孕妈咪和胎儿无影响的条件下，使孕妈咪的甲状腺功能恢复正常即可。

在治疗方面，首先让病人适当休息，保持良好的心情，避免精神紧张；注意补充足够的热量和营养，包括糖、蛋白质和B族维生素；尽量少吃含碘食物；同时选用抗甲状腺素药物。

由于抗甲状腺素药物可随乳汁分泌，产后妇女需要继续服药且不宜哺乳。

手术治疗甲亢宜在怀孕中期4～6个月时进行，早、晚期易出现流产或早产。在怀孕12周起，胎儿甲状腺有聚碘功能，故应禁忌使用放射性碘治疗。

孕期水肿

90%以上的女性在怀孕期间脚踝和腿部都会出现水肿现象，如果经过检查无子痫前的症状，便可视为正常现象，不算什么疾病，而这种现象一般在后期都会好转。

事实上，水肿和怀孕期间体内的水分增加、盆腔静脉受压、下肢静脉回流受阻有关。如果因水肿而产生不适，应该尽可能抬高腿部以利于下肢静脉回流。最好能侧躺下来，在小腿处垫一个小枕头，休息半小时。

在饮食上，过咸、太辛辣、腌制品等食物要适量，平常可以多喝点具有利尿效果的红豆汤。此外，最好多喝白开水，协助排泄系统把体内的废物排出，有助于防止水分在体内停滞，但也要注意喝水不要过量。

孕期腹痛

孕妈咪出现腹痛原因有很多，应该先到医院做详细检查。可能引起腹痛的原因有胃胀气、肠痉挛、阑尾炎和细菌性痢疾等。有腹痛症状的不可拖延就医时间，以防病情恶化，严重者还可能因阑尾炎穿孔而造成腹膜炎，引起早产等。

怀孕早期感到腹痛

正常现象：可能只是子宫被撑大而感胀痛的自然现象。

危险状况：有些孕妈咪在怀孕初期，卵巢黄体形成后，因卵巢黄体或本身怀孕前即存在的卵巢囊肿扭转或破裂，造成下腹持续的剧烈疼痛。遇到这种情形一定要求医就诊，待医师以腹腔镜将破裂或扭转的卵巢恢复正常后才可安心继续怀孕。如果感到如腹膜炎般的剧烈腹痛，则有可能是宫外孕的征兆；若是子宫感到一阵阵收缩疼痛合并阴道出血的情形产生，就可能是流产的先兆。

怀孕中期感到腹痛

正常现象：孕妈咪最常抱怨及感到不安的是下腹两侧老是会有抽痛的感觉，尤其是在早晚上下床时。这种抽痛的情形一般而言是因为子宫圆韧带拉扯而引起的，并不会对怀孕过程造成危险。

危险状况：如果下腹感觉到规则的收缩痛，就要怀疑是不是由子宫收缩所引起，应该尽快到医院检查是否可能发生早产的情形。如果属于早产前兆之频率规则但强度不强的子宫收缩痛，在子宫口尚未打开前就要赶快到医院求诊，只要找出腹痛的原因，大多可以顺利安胎。若是延误就诊时机，等到子宫口已开了3厘米以上，想安胎就很难了。

怀孕晚期感到腹痛

　　正常现象：感到两侧肋骨好像快被掀开一样疼痛。胀大的子宫可能会压迫肠胃器官，孕妈咪会常常感到上腹痛、吃不下东西。下腹耻骨膀胱受到压迫而觉得疼痛。出现这些情形只要少量多餐或多休息即可缓解，对怀孕过程的安全并不会构成威胁。至于子宫收缩的疼痛感，如果

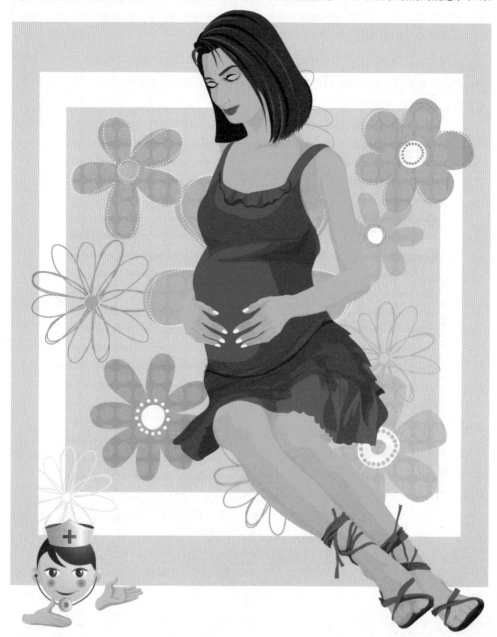

是偶尔发生但是不频繁也不规则，只需避免劳累、多休息即可。

危险状况：若是持续性规则的收缩，应该立刻到医院检查治疗。

肠胃炎引起的腹痛

引起肠胃不适的最大原因就是消化不良。这通常不需要用药物处理，只要在饮食上减少高脂肪食物的摄取，避免辛辣食物和含有咖啡因的饮料即可。同时，增加高纤维食物的摄取，可减缓消化不良引起的便秘，还要做到少量多餐，一天可以吃四五餐，每餐分量减少。

在怀孕各期都有可能发生因肠胃炎而引起腹痛的可能，一般只要休息及药物治疗即可。较严重的肠胃炎常会有腹泻、呕吐以及肠胃绞痛的现象发生，进一步引发子宫收缩，结果导致早产，一定要找医师治疗。

虽然怀孕时发生胃溃疡、胃穿孔、肠套叠、肠坏死而引发腹痛的情形并不多见，但仍需留意。

早产

早产的征兆和正常临产差不多，在怀孕28～37周之内，下腹部反复变软、变硬且肌肉也有变硬、发胀的感觉，小腹有温水样的东西流出，同时伴有规律性宫缩，提示有早产的可能，首先应保持安静，并应立即到医院妇产科就诊，由医生视情况决定是否保胎。

臀位、双胎、羊水多、子宫发育不良、糖尿病等是最常见的早产原因。这时期出生的胎儿，如果监护条件良好是有可能存活的。

早产危险因素不尽相同，其原因可能与营养不良，母体的任何全身性感染（如肾盂肾炎、肺炎），怀孕期的药物（主要指毒品）滥用，吸烟过多，使用毒品（如可卡因），胎宝宝生长迟缓的高发率，产前检查少而马虎，生殖道多次感染，较重体力劳动以及心理不良因素等有关。

头胎早产发生率最低的年龄段为20～24岁，以后的产次以25～29岁发生率最低。早产或出生低体重儿的既往史也是以后发生早产的重要危险因素。如果头胎早产，则再次怀孕的早产危险性为14.3%；如前面两次均为早产，则第三胎的早产危险性为28.1%。以前各次均无早产，则以后次胎的早产危险性降低。

针对造成早产的不同原因，一定要采取相应的预防措施，要积极治疗贫血和妊娠期合并症，尤其要做好妊娠高血压综合征的防治工作。有心、肾疾病或高血压的患者在怀孕前就应上医院检查，以决定是否可以怀孕或何时怀孕为宜。一旦怀孕，要定期进行产前检查，减少并发症的发生。

注意孕期卫生与保健，避免过度劳累及从事过重的体力活。孕期要节制性生活。孕妈咪应戒烟，并避免被动吸烟。注意增加营养，饮食安排科学合理，多吃蔬菜、水果，保持大便通畅，防止腹泻。防治感染避免细菌上行感染损伤胎膜。对过去有流产、早产史的孕妈咪应特别注意重

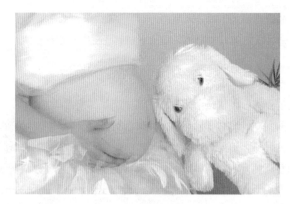

点监护，早期应卧床休息。对高危孕妈咪（例如双胎等），在怀孕晚期应多卧床休息，取左侧卧式，以增加子宫—胎盘的血流量，防止或减少自发性子宫收缩，从而减少早产的发生率。

突然发生的精神创伤可激发早产，应尽量避免。孕妈咪本人要保持心情愉快，不要过怒过悲或过忧，学会自我调节情绪，家人要经常在精神方面多给予安慰。

一旦出现下腹坠胀、疼痛、阴道有血性分泌物等早产征兆时，应卧床休息。在医生指导下采取适当措施，尽可能延长怀孕期，让胎宝宝更成熟。

孕期蛋白尿的出现

这是因为孕期出现了尿蛋白的症状，它可能会给孕妈咪和宝宝带来很大的危险。

妊娠合并肾炎

虽然肾小球、肾小管均有病变，但只单纯出现蛋白尿时病情较轻，怀孕结局一般较好。如同时血压在20/13.3kPa（150/100mmHg）以上，尤其伴有肾功能损害时，对母、胎危害极大，应在早期做人工流产。

妊娠高血压综合征

蛋白尿为此病三个主要征象之一，是因肾血管痉挛缺血，使肾小球通透性增加引起的。尿蛋白越多，说明肾脏和胎盘缺血越厉害，24小时内尿蛋白"＋＋"时应入院治疗。

值得注意的是：留取尿标本时注意勿混入阴道分泌物，以免出现假阳性结果。

多胞胎

有时候，一个受精卵会自我复制并分裂成两个细胞，这两个细胞都可以发育成完整的新个体，叫做"同卵双生"（单精合子）双胞胎。它们有着相同的遗传信息。同卵双生子是由于受精卵复制中分离成两个细胞群所致，他们拥有完全相同的遗传基因，容貌和心理特征相似。

双胞胎的形成还有另一种情况——"异卵双生"，这种双胞胎是最常见的复合生育，是由于两个卵子同时排放所致。如果两个卵子同时受精，那么这两个新生命在相貌和生理上存在差异。

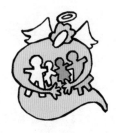

正因为双胎怀孕是同时怀有两个胎宝宝，与单胎怀孕相比有许多不同，双胎孕妈咪在感到欣喜的同时，还应在孕期增加营养，需要更多的热量、蛋白质、矿物质、维生素等营养素，以保证两个胎宝宝的生长发育。双胎怀孕时孕妈咪的血容量增加比单胎时多，从饮食摄取的铁质也常不能满足两个胎宝宝的需要，所以很容易发生缺铁性贫血，故还应补充铁剂，预防贫血。

因双胎怀孕时孕妈咪容易发生贫血、妊娠高血压综合征、羊水过多、早产等异常情况，故定期产前检查能及早发现不正常情况，及时给予治疗。

孕妈咪在孕晚期很容易产生心慌、呼吸不畅、下肢浮肿及静脉曲张等压迫症状，故在孕晚期要注意避免劳累。在孕30周后须多卧床休息，这对减轻压迫症状、增加子宫的血流量、增加胎宝宝的体重和预防早产都有好处。如果有条件，孕妈咪应及早住院待产，这可保证孕妈咪的休息和减少早产的发生。

孕期痔疮

孕期尤其是怀孕后期，孕妈咪最容易发生痔疮。这是因为怀孕期间，盆腔内的血液供应增加，胎儿发育后，长大的子宫会压迫静脉，造成血液的回流受阻，再加上怀孕期间盆腔组织松弛，都可以促使痔疮的发生和加重。分娩以后，这些因素自然会逐渐消失，痔疮的症状也会得到改善，甚至消失。

若是在怀孕期间对脱出来的痔疮进行套扎、冷冻、激光等特殊治疗或手术切除，孕妈咪均需要冒一定风险。因此，只要不是大量或经常出血，还是等到分娩以后再进行彻底治疗。万一痔疮脱出，不能托回肛内，应及时到医院进行诊治。

如果孕妈咪患有痔疮，一般以饮食疗法为主，多吃含粗纤维的蔬菜和水果，例如菠菜、韭菜、香蕉、梨等。对于习惯性便秘者，可经常食用一些润肠通便的食品，例如蜂蜜、炒黄豆、瓜子等，这样才能保持大便通畅。另外，在上厕所时，应采取坐式，而且排便时间不宜过长。如果在排便时痔疮脱出，应及时进行处理：排便后，先洗净肛门，然后躺在床上，垫高臀部，在柔软的卫生纸或纱布上放些食用油，手拿油纸，将痔疮轻轻地推入深处，然后塞进一颗刺激性小的肛门栓。但是，不要马上起床活动，最好同时做提肛运动5~10分钟。如果在走路、咳嗽时痔疮脱出，那么按上述方法处理后，在肛门口还要用多层纱布来抵压住固定。另外，可用浓度为1%~2%的苏打水坐浴，每晚一次，保持外阴部位清洁。

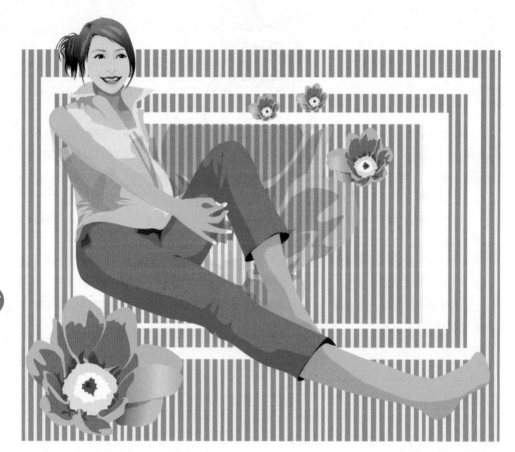

下肢浮肿

有很大一部分孕妈咪，在孕后期会出现小腿浮肿现象，一般在下午时明显一些，夜里休息后会自然消退。对大多数孕妈咪来说，下肢浮肿是一种生理性水肿。

孕期水肿有显性水肿与隐性水肿两种。显性水肿表现为皮肤紧而亮，弹性降低，手指按压呈凹陷，由踝部开始，从身上发展到小腿、大腿甚至腹部。隐性水肿表现为体表无明显水肿，水分潴留在器官间隙和深部结缔组织中，体重增长很快，每周超过0.5千克。

孕妈咪若是仅有小腿浮肿，一般不需要治疗。只要多加休息，避免站立时间过长，适当做些如抬高下肢的动作，少吃盐，水肿症状会减轻甚至消退。但不可滥用利尿药物，因为利尿药会排钾，可能会造成血钾过低。

孕妈咪若是水肿严重，蔓延至大腿以上部分，体重增加较快，血压升高，检查小便有尿蛋白，则应警惕是否并发妊娠高血压综合征，要及时诊断治疗。

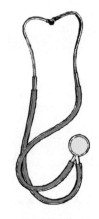

下肢静脉曲张

怀孕期间，孕妈咪的下肢和外阴部静脉曲张是常见的现象，静脉曲张往往随着怀孕月份的增加而逐渐加重，越是怀孕晚期，静脉曲张越厉害，经产妇比初产妇更为常见而且严重。

静脉曲张是可以减轻和预防的。有些孕妈咪因工作或习惯经常久坐久站，易出现下肢静脉曲张。因此，只要孕妈咪注意平时不要久坐久站，也不要负重，就可避免下肢静脉曲张。

有的孕妈咪已经出现下肢或外阴部静脉曲张，如自觉下肢酸痛或肿胀，容易疲倦，小腿隐痛，踝部和足背有水肿出现，行动不便时，更要注意休息，严重时需要卧床休息，用弹力绷带缠缚下肢，以防曲张的静脉结节破裂出血。一般静脉曲张在分娩后会自行消退。

下肢肌肉痉挛

下肢肌肉痉挛是孕妈咪缺钙的表现。肌肉痉挛通常发生在小腿腓肠肌，于怀孕后期多见，常在夜间发作。发作时应将痉挛下肢伸直使腓肠肌紧张，并行局部按摩，痉挛多能迅速缓解。已出现下肢肌肉痉挛的孕妈咪，应尽早补充钙剂，可给予乳酸钙、维生素AD丸、维生素E口服。

皮肤瘙痒

怀孕期的皮肤瘙痒是属于湿疹的一种，从中医的观点来看，皮肤过敏现象，通常都是由于孕期末期的内热。因为体内多了一个宝宝，孕妈咪的身体容易燥热，免疫功能也降低了。

这时候不妨用绿豆煮成汤，煮到绿豆壳稍稍开裂即可熄火，不加任何糖，只喝汤。因为绿豆偏寒，在孕期后期喝一些，除了可以降火气，还有减缓过敏的功效。如果是在秋冬季节则应该少喝一些。

皮肤过敏所引起的皮肤瘙痒，还可以使用乳液，早晚各一次涂抹于患部。另外，洗澡时也不要使用太烫的热水。

孕期头晕

产后发生头晕、眼花是孕妈咪常见的症状之一。而导致产后头晕的常见原因有生理性贫血、低血压、仰卧综合征和低血糖等。

第一种可能是生理性贫血。应多进食富含铁质的食物，如动物血、动物肝脏、猪瘦肉、鸡蛋黄、鹅肉、菠菜、菜花、苋菜、海带、黑木耳和花生等；平时煮菜应少用铝锅，多用传统的铁锅，以便使铁离子溶解于菜肴中随菜食入；必要时可在医生的指导下补充铁剂。

第二种可能是低血压。从躺位、蹲位和坐位转为站立位的过程要缓慢，以免造成大脑突然供血不足。头晕发生时多喝开水，以增加血容量。锻炼时应避免出汗。冲凉时应避免水温过高，以防血管扩张血压下降。不要骑自行车，以免头晕眼花导致意外发生。头晕发作时应立即坐下或侧卧休息，必要时到医院请医生给予对症处理。

第三种可能是仰卧综合征。应尽量采取平坐位，如长时间平坐位累了则可改为侧卧位，或在室内及附近散步。总之，要尽量避免仰卧位和半卧位。一旦仰卧综合征发生，应立即侧卧，或侧卧后缓缓平坐，以减轻子宫压迫心脏和下腔静脉，恢复大脑血液供应。

第四种可能是低血糖。注意三餐的营养，尤其是早餐，可多吃些牛奶、鸡蛋、肉粥、蛋糕等高蛋白和高碳水化合物的食物，必要时可吃第四餐。此外，还可随身携带些饼干、糖块、糖水和水果等方便食品，以便一旦出现上述低血糖症状时立即进食，使头晕等低血糖症状得以及时缓解。

除此之外，孕期发生头晕的原因还有很多，如妊娠高血压综合征、植物神经功能紊乱、精神疲倦和心理因素等。希望孕妈咪能注意自身生理、心理的变化，加强自我护理。如经上述处理仍不见效，应立即前往医院请医生诊治。

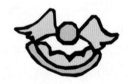

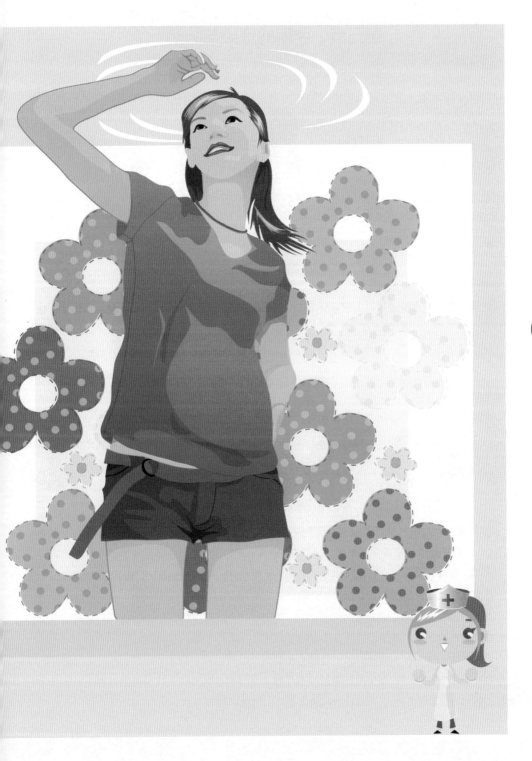

第三节　孕期的感染与防治

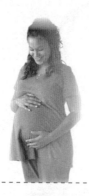

〖孕情记案〗

　　晓华的身体一直很健康，但自从怀上小宝宝后，她的身体就老是出问题，甚至出现了一些难以启齿的毛病。去医院检查了一番，医生说这是因为受了感染而出现的病症，让她接受治疗。晓华很纳闷，自己一直很讲究个人卫生，为什么还会受到感染呢？于是来门诊咨询相关问题的注意事项和解决方法。

〖诊情解答〗

　　在孕期，孕妈咪的身体不仅要维护自己的日常健康，而且还要为胎宝宝的健康发育提供能量，一旦身体欠佳，就会受到各种病毒的侵袭。这些威胁不仅包括各种疾病，还包括各种病毒感染。

泌尿道感染

　　在孕期，孕妈咪的泌尿道很容易受到感染。其好发时间是：怀孕期间的菌尿症发生率为4%～6％。如果菌尿症未接受完整治疗，其中的25%～35％会发生急性肾盂肾炎的症状，尤其是特别容易出现在怀孕后期。如果可以早期诊断，早期治疗，可以避免这一严重问题的出现。

　　感染来源：以膀胱炎为例，残尿的滞留、产程中导尿时引入的细菌，加上生产时膀胱受创伤，都是形成膀胱炎的原因。

　　临床表征：尿痛、尿频、尿急、排尿困难、膀胱压痛、小便有脓和血。

　　治疗方式：发生疑似症状时，一旦确立为膀胱炎，应鼓励多喝水，以帮助冲洗泌尿道，同时鼓励产妇多下床活动，以排除怀孕时残留于体内多余的液体量。在抗生素治疗方面，医师会选择对哺喂母乳影响不大的药物，所以通常是可以继续哺喂母乳的。

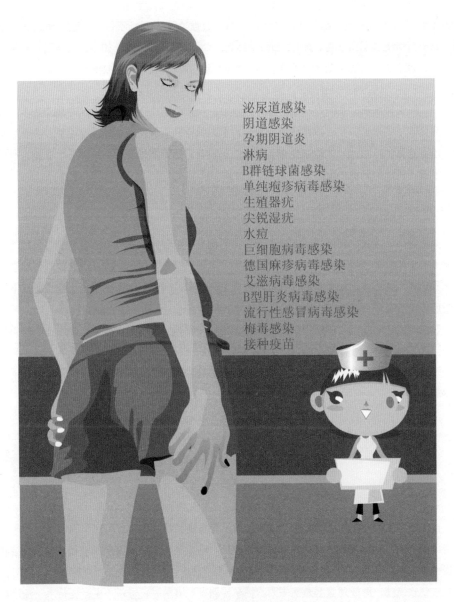

泌尿道感染
阴道感染
孕期阴道炎
淋病
B群链球菌感染
单纯疱疹病毒感染
生殖器疣
尖锐湿疣
水痘
巨细胞病毒感染
德国麻疹病毒感染
艾滋病毒感染
B型肝炎病毒感染
流行性感冒病毒感染
梅毒感染
接种疫苗

阴道感染

　　怀孕期间的女性身体抵抗力减弱，更容易成为被侵袭目标的一群。在众多细菌感染中，念珠菌便是最常见于孕妈咪的一种阴道感染。

　　由于孕妈咪骨盆腔和阴道血管的扩张、充血及雌激素增加，子宫颈腺体会受到刺激，下体的分泌物增多。如果孕妈咪身体抵抗力较弱，念珠菌便趁机暴发。幸而念珠菌只会令患者下体瘙痒不适，对胎宝宝不会有坏影响。在正常的情况下，女人的阴道会自己保持酸碱值的平衡，尽量不要以清洁剂或是消毒药水清洁阴道，甚至过度冲洗，这样不仅可能破坏阴道环境的平衡，也有可能造成阴道伤害，所以平时只要以温水冲洗即可。另外，如果觉得自己可能感染了阴道炎，也不要在看医生前清洗阴道，以免将阴道中的原虫或是分泌物清洗掉，这样会让医生无法正确判断你所感染的菌种。

孕妈咪只需接受简单的塞药治疗便可以痊愈。要预防阴道感染，孕妈咪应确定洗手间、贴身用品如毛巾的清洁卫生，以减少感染机会。孕妈咪自己要保持良好的饮食习惯，吸收足够营养，增加身体的抵抗力，才能避免细菌感染。孕妈咪可穿着宽松及棉质易吸汗之衣物，尽量避免在潮湿不透气的环境中生活。

孕期阴道炎

女性在怀孕期间，激素水平升高，分泌物增加，阴道酸碱度改变，寄生在阴道区域的细菌也随着环境的改变而发作，其中霉菌性阴道炎在孕妈咪中最为常见。在怀孕之前最好检查一下自己是否有阴道炎症，如果有的话，治疗彻底后再怀孕，因为这时医生可以大胆用药而不用担心对胎宝宝会有什么影响，并且非孕期的治疗效果要远远好于孕期的治疗。

孕妈咪治疗阴道炎用药要特别慎重，防止药物导致胎宝宝畸形，可根据阴道炎不同类型选择外用药局部治疗，如制霉菌素栓、凯妮汀栓、保妇康栓等外用药物。霉菌会在产道感染胎宝宝，使新生儿得一种叫鹅口疮的疾病。所以，孕妈咪治疗阴道炎要彻底，以防分娩时产道的真菌侵袭胎宝宝。

平时孕妈咪要注意外阴清洁，保持外阴干燥，应穿宽松、透气性高的内裤，兼有肛门或肠道念珠菌感染者应作相应治疗。

淋病

淋病主要是通过性接触和产道感染，女性最常见的感染部位是宫颈管。

在临床上很多孕妈咪虽然感染了淋病，但没有自觉症状，这样就有可能在分娩时，通过产道传染给宝宝，使宝宝患上淋病或淋菌性结膜炎。随着现在淋病的发病率增加，淋菌性结膜炎的发生也占新生儿眼炎的5%~15%。这种疾病一般产后四天就会出现，但如果治疗不及时，可发展成角膜溃疡，形成角膜瘢痕而失明。怀孕早期发现淋病时，一般不主张施行人工流产。这是为了避免通过人工流产这一手术将病原菌种植进宫腔。这样非常容易造成宫腔、盆腔、输卵管的感染，从而引起继发性不孕，后果比较严重。所以这类患者要先将淋病治愈才能做手术。

孕妈咪一旦出现尿频、尿急、尿痛、脓性白带等症状，或有疑虑的时候，应该及时去正规医院检查，并彻底治疗。即使在孕期，医生也会选择一些对胎宝宝无影响的药物，随时掌握病情和胎宝宝的情况。对一些无法在孕期彻底治愈的孕妈咪，可在产前做好准备，以便新生儿出生后能及时有效地处理，最大程度地降低疾病对宝宝造成的伤害。

B群链球菌感染

B群链球菌是新生儿的大敌，有20%的孕妈咪产道中有它的踪迹，但是目前例行产检却未将其列入。由于B群链球菌对新生儿的威胁性高，一般通常会为孕妈咪进行产前培养，只要发现阳性的孕妈咪，都给予预防性抗生素治疗，或是新生儿出生1小时内注射盘尼西林，使新生儿的发病率降低至1/3以下，也节省了庞大的医疗支出。

B群链球菌所引起的新生儿败血症是一种不常见的致命血液感染病。这种感染会在出生后不久发作（所谓的早发性败血症），几乎都是在分娩时由母体感染给新生儿。此外，它还会引起肺炎和脑膜炎。

目前引起新生儿败血症的主要元凶就是B型链球菌和大肠菌，由于B型链球菌对多数成年人不会造成什么病状，因此许多女性感染B型链球菌而浑然不知。有鉴于此，孕妈咪在怀孕晚期应当进行B型链球菌的检测来决定是不是要使用抗生素。

单纯疱疹病毒感染

这是由单纯疱疹病毒（HSV）引起的传染病，单纯疱疹病毒感染有局部感染和全身感染两种。前者症状较轻，局部感染多发生在面部、手足、唇角、生殖器、眼睛等部位，感染之处可见米粒大小的水疱，几个或十几个连成一片，伴有发热或局部淋巴结肿大。全身感染多数病情危急，可出现贫血及神经、呼吸、循环系统的严重病变。

对轻型病人无需应用抗病毒治疗；全身性疱疹感染及疱疹性脑炎病人，应用无环鸟苷或阿糖腺苷静脉滴注，疗效较好；疱疹性角膜结膜炎可用疱疹净局部滴眼治疗；加强一般支持及对症治疗。目前，孕妈咪预防单纯疱疹病毒感染尚无特效疫苗，丙种球蛋白也无肯定的预防效果。注意性生活卫生，采取预防或隔离措施，对加强孕期保健十分重要。当孕妈咪感染HSV时应积极预防胎儿或新生儿感染。

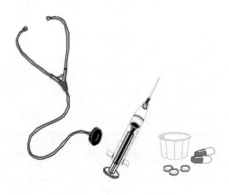

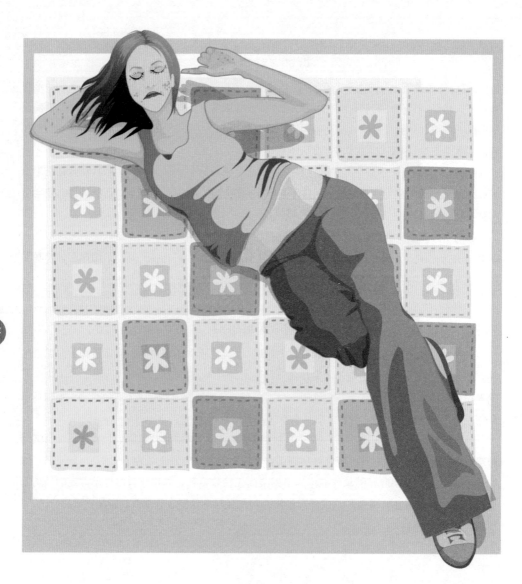

生殖器疣

　　生殖器疣（俗称菜花）是由病毒引起的很小的疣。在女性的阴道口周围或者男性的阴茎上可以清楚地看到这些疣。正如病疹一样，感染生殖器疣的病人无症状的比出现症状的多，所以受感染的人很多。在女性方面，疣会长在阴部、大小阴唇、阴道里或子宫颈。

　　生殖器疣一般多是由亲密接触传染，怀孕期间产妇因荷尔蒙影响，免疫力会比平时低，这时就有可能让病毒有机可乘。若生殖器疣生长在产道中，而产妇又在不知情的状况下自然生产的话，胎儿在生产过程经产道摩擦挤压时，就有可能遭母体感染。新生儿较常见的好发部位分别为口腔、声带及眼部等黏膜较多的地方，其中最致命的便是靠近气管的声带部位，一旦病灶开始丛生，就必须进行气切急救以保住新生儿的小命。

生殖器疣可以完全治愈，但患者的性伴侣也要接受检查，倘若不幸被感染，也要一起治疗。

尖锐湿疣

有的孕妈咪在怀孕期间得了尖锐湿疣，在生殖器外侧长着像息肉一样的东西，很担心会对胎儿有影响。尖锐湿疣是由人类乳头瘤病毒（HPV）感染引起的一种性传播疾病。HPV有多种类型，其中HPV-16和18型长期感染可能与女性宫颈癌的发生有关。

对于单发、面积小的湿疣，可手术切除；对巨大尖锐湿疣，可用Mohs氏手术切除，手术时用冷冻切片检查损害是否需切除干净。

采用高频电针或电刀切除湿疣。方法是先局部麻醉，然后电灼。本疗法适应数量少、面积小的湿疣。通常用CO_2激光，采用烧灼法治疗尖锐湿疣。本疗法最适用于女阴、阴茎或肛周的湿疣。对单发或少量多发湿疣可行一次性治疗，对多发或面积大的湿疣可行2～3次治疗，间隔时间一般为1周。也可利用-196℃低温的液体氮，采用压冻法治疗尖锐湿疣，促进疣组织坏死脱落。本法适用于数量少，面积小的湿疣，可行1～2次治疗，间隔时间为1周。

预防尖锐湿疣和HPV感染最好的措施就是避免与尖锐湿疣患者或HPV感染者性接触，如性交等。

水痘

水痘是一种具高度传染性、带有发痒的红斑与水疱的疾病，是因为单纯疱疹病毒感染所引起的，是孩童时期最常见的疾病之一，能传染给孕妈咪。但如果患者是孕妈咪，千万要小心，因为该病可能会影响全身变化。

由于对水痘-带状疱疹病毒没有特效药物治疗，主要是预防感染水痘病毒，怀孕前后避免接触水痘患者。育龄女性接种水痘-带状疱疹病毒疫苗后，可在孕期防止感染水痘。大多育龄女性都在儿时患过水痘，对水痘病毒已具有免疫力。如果在孕早期感染水痘，胎宝宝感染的可能性较小，可以继续怀孕下去；如果在临产分娩前患上水痘，需要注射带状疱疹免疫球蛋白。

不同孕期感染水痘会有不同的影响后果。比如：第一期为前3个月内患水痘，胎宝宝因处在发育阶段，会造成四肢发育不良、脑部及眼睛病变、皮肤产生瘢痕等先天性异常，不过几率很低；第二期在4～6个月时患水痘，因胎宝宝已在子宫内感染水痘，可能在幼年就会出现带状疱疹；第三期在7～10个月时，如果在分娩前2～3个星期感染水痘，胎宝宝可能会在出生后几天长出水痘。

巨细胞病毒感染

巨细胞病毒在人群中感染很普遍，健康成长的巨细胞病毒感染多无明显症状。巨细胞病毒原发和复发感染后可长期或间歇排毒，这二类患者都是传染源。尿、唾液、粪便、眼泪、宫颈分泌物、乳汁和精液中长期或间歇排毒，为巨细胞病毒感染的特征之一。

孕妈咪感染后，病毒可通过胎盘传给胎宝宝。

在我国，孕妈咪原发巨细胞病毒感染率为1%～2%，其胎宝宝先天感染的危险是50％。先天感染的婴儿出生时可无症状，或有轻重不等的表现。患儿可有黄疸、肝脾肿大、小头畸形及其他神经系统损伤，一些先天感染症状不明显者，可延至生后数月或更长时间才被发现。近年发现胎宝宝巨细胞病毒感染者可产生其他损害，如心脏畸形、骨骼病变等。

孕妈咪感染巨细胞病毒，绝大多数表现为亚临床型，一般无需特殊治疗。即使产前诊断发现宫内感染巨细胞病毒，也不主张药物治疗，因为药物治疗并不能改变宝宝的状况。只有在孕妈咪免疫功能低下，出现巨细胞病毒显性感染症状时，才考虑抗病毒治疗(只是对治疗孕妈咪起作用)。目前认为比较特效的药物是更昔洛韦。如果已经是怀孕晚期，从宫颈管分离出巨细胞病毒，通常不必作特殊处理，可允许阴道分娩，因胎宝宝可能已在宫内受感染。由于新生儿尿液中可能有巨细胞病毒，用过的尿布应作消毒处理，或使用一次性尿布。

德国麻疹病毒感染

德国麻疹是由德国麻疹病毒侵犯人体而造成的。感染途径与一般病毒性的感冒相同，都是经由空气和唾液传染，没有感染过的人在人多的地方很容易受到感染。

感染德国麻疹两三个星期后，大都会出现轻度发烧或喉咙痛等类似感冒的症状，颈后或耳后的淋巴腺也可能肿大疼痛。上述症状出现之后，点状的皮肤疹才陆续显现，最先出现的部位是脸部，然后逐渐蔓延到颈部、手臂、躯干和下肢，两三天后疹子会自行消失，所以有人称它为"三日疹"。疹子消失，即表示已经痊愈。出现上述的症状和疹子时，大致可以诊断确定是德国麻疹；但也有些人感染后并不出现上述典型的症状，此时就必须检查血液了。

德国麻疹有两个特点：其一，一次感染后几乎可终身免疫；其二，受感染者的健康与生命不受影响。但孕妈咪受感染时，腹中的胎宝宝却可能受影响而成为"德国麻疹症候群"的畸形儿。德国麻疹症候群的畸形症状包括：先天性心脏病；中枢神经系统的缺陷，如小脑症、无脑症、脑部发育不良和脑脊髓炎；眼睛的缺陷，如白内障、青光眼、小眼症；听觉障碍，如耳聋；其他如全身发育不良、体重不足、贫血、血小板过少、黄疸、肝脾肿大和染色体异常等。

在一个受到感染的胎宝宝身上，这些畸形症状可能单独出现，也可能几种同时发生。不管是单种畸形或合并的畸形，对胎宝宝都是严重的缺陷。所以，孕妈咪一定要小心，不要让自己在不经意中受到德国麻疹的感染而贻害胎宝宝。

建议孕妈咪在尚未怀孕前最好注射德国麻疹疫苗，以确保安全。绝大部分的女性免疫力可以维持10年以上。但必须注意,注射疫苗的3个月内不可怀孕,以免胎宝宝受到影响。换句话说,疫苗注射后必须满3个月才能准备怀孕,已经怀孕的孕妈咪则绝对不可注射德国麻疹疫苗。

艾滋病毒感染

艾滋病主要通过血液、不正当的性行为、吸毒和母婴遗传四种途径传播。

艾滋病病毒是一种能攻击人体免疫系统的病毒。它把人体免疫系统中最重要的T4淋巴细胞作为攻击目标,大量吞噬、破坏T4淋巴细胞,从而破坏人的免疫系统,最终使免疫系统崩溃,使人体因丧失对各种疾病的抵抗能力而发病并死亡。

如果一个孕妈咪被确认为是艾滋病病毒感染者,而且不吃药预防的话,那么她生下的婴儿有可能会通过胎盘感染艾滋病。不过这和孕妈咪在什么时期感染的艾滋病病毒有关,如果是早期感染的话,那怀孕以后随时就处于危险的状态;如果是在末期感染了艾滋病病毒,那么不一定感染胎宝宝。所以说,在分娩过程中,也有多种原因可以影响是否感染,生下的婴儿可能有一部分是正常的,而有一部分是艾滋病婴儿。

孕妈咪如果确认为是艾滋病感染者的话,可以使用药物预防。同时,在分娩中,为了避免母体的生殖器官中的液体传染给婴儿,尽可能剖腹产。另外,生产之后,尽量避免用母乳直接喂养婴儿,这样能使婴儿避免受到艾滋病病毒的感染。但是也有一部分婴儿在胚胎晚期就通过母体直接感染,所以孕妈咪必须吃药。现在只要查出孕妈咪是艾滋病阳性,全程服用抗艾滋病病毒的药,在分娩过程中和分娩后都采取一些预防措施的话,完全可以使婴儿出生之后是正常的。

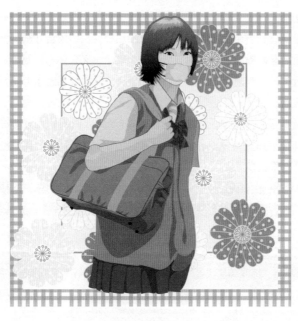

B型肝炎病毒感染

B型肝炎通常不会影响尚未出生的宝宝，大多数患有B型肝炎的孕妈咪都没有任何问题。但是告知医生你是否患有B型肝炎非常重要，以便其能够在整个孕期对你予以密切监测。

孕妈咪在分娩时会交换大量血液，在孕妈咪的血液中的病毒会透过脐带传染给新生儿。因此，你无法通过选择剖腹产来避免将病毒传染给新生儿。无论你是选择自然生产还是手术生产，B型肝炎病毒均会被传染。

新生儿如有B型肝炎，则有90%以上的几率转变为慢性感染。他们的免疫系统无法排除病毒，因此可能成为"慢性带原者"，这意味着病毒将长期驻留在其肝脏内。他们可能会将病毒传染给他人，在今后患上严重肝病的几率也较高。

为了保护你的宝宝不受到慢性传染，必须在其出生后12个小时以内注射疫苗。这是一个持续时间很短的机会。如果在宝宝出生后12个小时以内注射疫苗，则宝宝有95%的几率获得保护，不受到B型肝炎病毒感染；如果未能正确地注射疫苗，则宝宝非常可能终生受到B型肝炎的慢性感染。

流行性感冒病毒感染

流行性感冒病毒(简称流感病毒)感染是一种急性呼吸道传染病，孕妈咪及儿童尤易感染。孕妈咪在怀孕期患流感，若未发生并发症，通常预后较好；如果合并肺炎持续高热，则预后不良；若治疗不及时，孕妈咪死亡率会明显增加。如果孕妈咪在怀孕早期患流感，那么流产率会显著增加，胎宝宝畸形率也随之增加。孕妈咪如果在怀孕中晚期患了流感，可致胎宝宝宫内发育迟缓及早产、死胎、死产。

流感流行的特点是突然发生，蔓延迅速。除了4个月以内的婴儿借助母体给予的抗体较少感染外，人群对流感病毒普遍易感。流感病毒3型之间无交叉免疫，且免疫力短暂。流感流行无明显季节性，但冬季更多见。

流感病毒的传染途径主要通过空气、飞沫侵入呼吸道。因此，孕妈咪在流感流行期间有效的防护措施就是尽量不去公共场所，如影院、商场等；家庭成员中若有感染，应采取适当隔离措施，室内以食醋熏蒸消毒，孕妈咪也可接种流感灭活疫苗以防感染，或服用清热解毒的中药预防。

孕妈咪患流感若无并发症发生，无需特殊处理，应卧床休息并多饮水，可选用板蓝根、大青叶、连翘煎剂；有高热、烦躁等症状者应住院治疗，在医生指导下采取相应措施对症处理。但乙酰水杨酸等解热镇痛剂应禁用；如果属中毒型流感，则需认真抢救，否则会危及母婴生命。

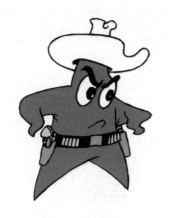

梅毒感染

孕妈咪如果患有梅毒，梅毒螺旋体可经血液从胎盘传给胎宝宝。一般来说，孕妈咪感染梅毒后，在怀孕4个月后容易发生流产、早产、死胎或生出梅毒儿。孕妈咪感染梅毒的时间越短，传染给胎宝宝的机会就越大。

梅素多数通过性交直接接触传染，梅毒螺旋体通过破损的皮肤或黏膜感染，少数通过接吻、哺乳、输血、毛巾等受染。患梅毒的孕妈咪可通过胎盘传给胎宝宝。

接种疫苗

接种疫苗，主要是为了保护孕妈咪的身体健康，但是，接种疫苗后会不会给胎宝宝造成损害呢？哪些疫苗孕妈咪可以接种，而哪些疫苗不能接种呢？

狂犬疫苗：可接种。

乙脑疫苗：可接种。在乙脑流行季节8~10月到流行区，最好先注射乙脑疫苗。

乙肝疫苗：为死疫苗，孕妈咪可用。没有受到感染的孕妈咪，只需常规注射3针疫苗即可预防。怀疑受到感染的孕妈咪，则应先注射一支免疫球蛋白，然后验血，如乙肝表面抗原或乙肝表面抗体阳性，就不需要注射了；若均为阴性，则需再注射3针乙肝疫苗。

破伤风类毒素和破伤风抗毒素：对于从未注射过破伤风类毒素的孕妈咪，在破伤风高发区或从事易受外伤的工作者，最好进行破伤风类毒素注射，3次注射即可。对无免疫力的孕妈咪，如受到外伤，可能感染破伤风时，则应注射破伤风抗毒素。

风疹疫苗：为活疫苗，孕妈咪禁用。未患过风疹的孕妈咪，在怀孕早期接触风疹病人时，因风疹极易引起胎宝宝畸形，而且免疫球蛋白的预防效果又难以肯定，故最好应终止怀孕。

麻疹疫苗：为活疫苗，最好不用。如有可能受感染，可注射丙种球蛋白。

甲肝疫苗：国外多用死疫苗，而国内目前应用的是活疫苗，孕妈咪最好不用。如有感染甲肝的可能，应马上注射丙种球蛋白。

第四节　孕后期的危险信号

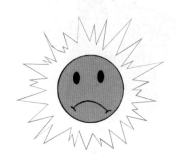

〖孕情记案〗

　　舟舟怀孕一段时间了，离宝宝出世的时间也很近了。刚刚平静了一段时间的舟舟又开始担心起来，整天忧心忡忡，不知道要怎样来度过产前的最后一段时光，也不知道要怎样来面对临产的场面。于是，她和老公一起来咨询，希望能得到帮助。

〖诊情解答〗

　　经历了最早3个月的不稳定期和中间几个月的幸福安乐的稳定期，孕妈咪的孕事终于接近尾声，要开花结果了。但孕后期也是容易出现各种变数的时期，需要孕妈咪时刻注意自身的身体变化，以防功亏一篑。通常来说，孕后期如果出现了以下症状是比较危险的，所以要小心谨慎。

前期破水与早期破水

　　怀孕中，部分羊膜破裂的话，胎儿周围的羊水即会流出体外，此现象称为破水。一般都由阵痛引起的，但在阵痛没开始时出现破水为前期破水。而阵痛开始后，子宫颈尚未完全打开就出现破水，则为早期破水。临产之前胎膜自然破裂为胎膜早破。胎膜早破易引起早产及感染。近预产期破膜的孕妈咪，大多数在24小时内自行分娩，不影响产程进展，无不良后果。偶然会发生羊水流尽的情况，造成产程延长、胎儿缺氧。其原因可能是羊膜受细菌感染变弱，或是多胎、羊水过多、子宫颈易开等情形。

　　几乎所有的情形不痛也无出血，而从阴道口流出水状物。虽然感觉像尿，但却无尿的臭味。

　　早期破水发生的周数不同，对于处理方式及宝宝预后会有很大关联。如果孕妈咪破水时，怀孕周数已到达37周，则算是足月怀孕；基本上，36周以后的早期破水，医师已倾向不做安胎处理，可以准备生产。若是发生在怀孕32～36周之间的破水，可视妈咪与胎儿的情况作处理，

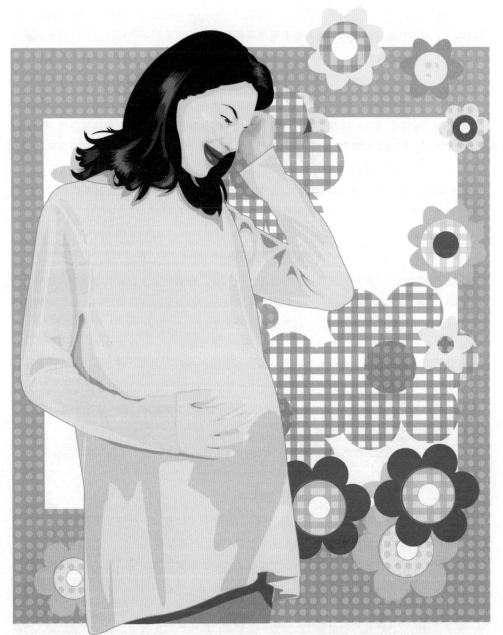

通常会住院安胎，给予抗生素和安胎药物治疗，一般来说预后良好，如果胎儿体重已超过2000克，后遗症会比较少。怀孕32周以下的早期破水，时间愈早则预后愈差、愈容易早产，而且因为羊水的不足和流失，也会使胎儿的发育受到很大限制。如果早期破水发生在20周以前，治疗效果通常不好，后遗症也很多，胎儿存活的机会非常低，因此，有些医师在衡量后也可能考虑引产来终止怀孕。不过，孕妈咪们在面对早期破水时也不用太过担心，因为有时候羊膜破裂是很小的，又或者是高位的破水，之后都有可能慢慢愈合，羊水也就不会再流出，建议先由医师作详尽诊断，再决定最佳的处理方式。

漏尿

孕妈咪在孕晚期大笑、咳嗽或者打喷嚏时，会有尿液漏出，这是由于骨盆底肌肉的无力以及生长中的胎儿压迫膀胱而引起的。孕中期时，由于子宫上升不再压迫膀胱，尿意频繁的现象会暂时减少。到了怀孕晚期，由于下降到骨盆内的胎儿的头部压迫膀胱，尿意重新加重。

对付漏尿的最好办法是经常排便，尽量控制水分和盐分。经常进行骨盆底肌肉的锻炼，另外要注意防止便秘，避免提重物。如果排尿时有疼痛感或尿色浑浊时，要及时找医生检查。

胎盘早期剥离

一般正常的生产，是胎宝宝娩出后不久才产出胎盘。在胎盘早期剥离的情形中，是指胎盘事先剥离，而已在内部呈现出血状态，但胎宝宝尚未娩出。而少数异常情形中，胎盘剥离，不但切断了胎宝宝生命供给的来源，也会危及母体的健康。

其第一症状为腹部紧绷。阵痛异常，腹部无停止地持续紧绷，紧接着是强烈腹痛、脸色苍白、盗汗等。有时阴道会大量出血，或是外表完全无出血状态，但是子宫却出血不止。若内出血时，母体会严重急性贫血，有引起休克的危险，要立即就医，发现愈早治愈率愈高。

预防妊娠毒血症是防止胎盘早期剥离的方法之一。腹部疼痛时，不一定是出血，若严重时，请立即就医。

治疗方法是以剖腹生产方式将胎宝宝与胎盘一同取出，以保护胎宝宝与孕妈咪的安全。

前置胎盘

胎盘在分娩时为了不阻碍胎宝宝的通道，一般距离子宫口较远。然而在不明原因下，胎盘位于子宫口时，即称为前置胎盘，这是造成生产时大量出血的原因。

完全覆盖子宫口为全前置胎盘，仅部分覆盖者为部分前置胎盘，而胎盘边缘有接触子宫口时，称为边缘前置胎盘。除了经产妇外，有多次人工堕胎、子宫内膜炎、子宫肌瘤等情形的人较容易发生。

前置胎盘的症状是几乎胎盘都比胎宝宝早先剥离，而生产时大量出血。在怀孕后期，也有不痛却急性大量出血的情形。然而少量出血时也不能忽视。

如果胎盘没有完全覆盖子宫口时（边缘前置胎盘），胎宝宝下到产道而使子宫收缩，出血状况可能停止，此时即可自然生产。

怀孕中即使有少量出血，也须看医生，经由超声波的诊断，可了解胎盘位置，及早发现。

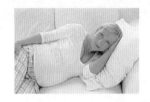

若出血之后才诊断为前置胎盘时，须立即住院休养。出血严重时，则要立即开刀。怀孕7个月以前发现前置胎盘，只要不出血即可继续怀孕。此外，也有胎盘会渐渐往下移的情形。

胎位不正

所谓胎位，通俗地说就是胎儿在子宫内的位置。如果胎儿头在下方，臀在上方，就是头先露，这样的胎位叫头位。这种胎位分娩一般比较顺利。不过，有些胎宝宝虽然也是头部朝下，但胎头由俯曲变为仰伸或枕骨在后方，就属于胎位不正了。至于那些分娩时臀部先露（臀位），或者脚或腿部先露，甚至手臂先露（横位）等等，更是胎位不正。这些不正常的胎位，等于在孕妈咪本来就很有限的分娩通道中又设置了障碍，因而容易导致难产。

胎位不正引起的原因有：早产、胎宝宝畸形、羊水不正常、胎宝宝生长过慢、脐带太短、子宫畸形、胎盘不正常、骨盆狭窄、多胎等。所以发现胎宝宝胎位不正后必须详查胎宝宝与孕妈咪的身体状况是否正常。

事实上，由以上胎位不正的造成因素可以知道，胎位不正可以说是无法预防的。不过，或许可以经由一些方法来矫正胎位。我们最常建议孕妈咪尝试的就是在怀孕七八个月之后，在家中施行膝胸卧式运动，经常做可以帮助胎位早日转正。方法是：

1.孕妈咪在床上，采跪伏姿势，两手贴住床面，脸侧贴床面，双腿分开与肩同宽。

2.胸与肩尽量贴近床面。

3.双膝弯曲，大腿与地面垂直。

4.维持此姿势约2分钟，慢慢适应后可逐渐增加至5～10分钟，每日做两至三次。

其实，胎位不正即使不去理会它，到足月临盆时，也不过5%左右仍然维持胎位不正的几率。也就是说，在此之前所做的处置可能是多此一举，也可能徒劳无功。更何况，仍有为数不少的医生认为膝胸卧式运动事实上效果不佳，而且在怀孕时期做这种运动会不舒服也不容易持久，以至于很多孕妈咪都半途而废。

需要提醒孕妈咪的是，上述疗法如果能够帮您将异常胎位转正固然很好，如果转不了也不必紧张，因为现代医学已经有较为先进的方法保障胎宝宝及孕妈咪的安全。不过，需要在预产期前1～2周住院待产，由医生根据孕妈咪的具体情况决定分娩方式。

第五节　产前检查

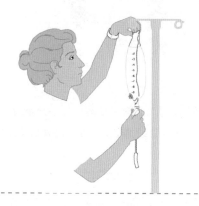

〖孕情记案〗

　　今天上午，门诊来了一对夫妇。他们刚刚升级为准父母，对怀孕的事情只有一点大概的了解。他们知道产前检查是很重要的，但又听人说有的检查项目会对胎宝宝产生不良影响，甚至可能引起畸形，因此拿不定主意，不知道产前检查究竟要检查哪些项目。

〖诊情解答〗

　　怀孕、分娩对多数女性来说是正常的过程，但也有部分女性在怀孕、分娩的过程中出现各种问题。为了保证孕妈咪及胎宝宝的健康，做到预防为主，及时发现异常，及时加以纠正治疗，减少孕妈咪及胎宝宝新生儿的危险和死亡，所以产前检查是非常重要的。比如，想要知道一位孕妈咪能不能正常分娩，可以通过产前检查了解胎位，胎宝宝的大小、骨盆是否正常，有无其他方面异常，就能判断出阴道成功分娩的可能性。怀孕期的其他检查，如定期测量血压，观察是否浮肿，体重的增长及尿蛋白数量均十分重要，因为怀孕期如发生高血压，水肿蛋白尿到达一定严重的程度就可能严重地威胁到母婴生命。如果通过产前检查，高血压在早期得到及时治疗，就可防止严重情况的发生。目前我国农村女性怀孕、分娩出现问题，甚至死亡率远较城市女性为高，其中一个重要原因就是产前检查比城市做得差。因此，为了安全地度过孕期，顺利地分娩健康的宝宝，一定要做好产前检查工作。

产前超声检查

　　许多疾病是先天性的，俗话说"胎带的"。譬如说先天愚型、先天性心脏病、唇裂、各种肢体残疾等等。每对夫妇都希望自己能生个健康聪明的宝宝。现在，随着生活水平、知识水平和文化素质的提高，孕妈咪们都非常重视自己宝宝的健康状况，时时刻刻都在为自己宝宝担心，是不是发育不良了？有没有什么毛病了？因此，她们最先想到的检查就是上医院做个超声检查。

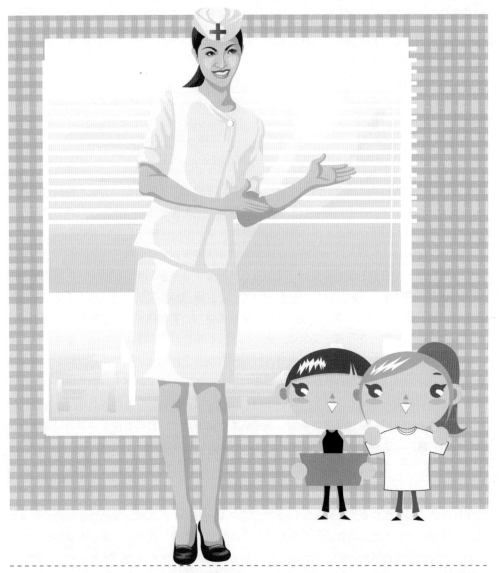

超声诊断是一个无创伤、无射线、简便易行、价位低廉的常规影像检查手段。通过超声检查，我们不仅能够发现胎宝宝肢体和形态上的异常，而且，在怀孕的某个特定时期能够为胎宝宝是否患有某种遗传病的诊断提供依据。

目前，为了规范化管理产前超声诊断工作，卫生部产前超声诊断专家组提出将产前超声诊断分为四级：早期妊娠检查；一般常规检查；系统胎宝宝检查；针对性检查。

在孕早期（从怀孕到胎宝宝发育12周），孕妈咪们应该做1～2次超声检查，及早排除子宫肿瘤、卵巢肿瘤、异位妊娠、葡萄胎、胎宝宝发育不良等病变。同时，通过测量胎宝宝的各项生理指标以判断胎宝宝的发育情况，为孕妈咪们及时掌握小宝宝的情况而提供依据。

孕妈咪们怀孕到了中期（怀孕13～28周）时，应进行一般常规超声检查，测量一下胎宝宝的头围、腹围、股骨长度，计算一下孕龄、预产期，根据胎宝宝头的位置，判断一下胎位，再检查一下胎心搏动情况，羊水的深度、胎盘的位置及成熟度。

怀孕晚期（怀孕28～40周）的时候，可以遵医嘱或根据孕妈咪及胎宝宝的情况随时选择超声检查。

遗传病的产前咨询和产前检查

20世纪80年代，遗传病学的进展比较快，对血红蛋白病的基因诊断有了较大的进步，从而成功地开展了胎宝宝的基因诊断。在国内自20世纪70年代起就有人用羊水脱落细胞做胎宝宝性别检查，进行羊水细胞培养、早孕期绒毛的染色体检查，用以诊断先天愚型胎宝宝。

随着医学科学的发展，用于产前诊断的实验室逐步完备，光学影像的进步和超声波诊断水平的提高，使产前检查手段越来越多，准确性也越来越高。早孕期可以取绒毛，中孕期可以取羊水及绒毛，中晚孕期可以做脐静脉穿刺取胎宝宝血。通过超声波检查可了解胎宝宝外形及脏器有无畸形，还可做超声心电图了解胎宝宝心脏有无畸形，有些病可用胎宝宝镜直观或取材诊断等。综合实验室的生化检查、染色体、酶、基因分析以及医学影像学的检查，使诊断的面扩大了，产前发现的疾病也增加了，这无疑可以减少有病宝宝的出生。还可通过了解孕妈咪所处环境、服用药物情况做有关的检查。如：患癫痫的孕妈咪，由于长期服卡马西平等药物，可以检测血中的药物浓度；感冒的孕妈咪可以取母血和胎宝宝脐静脉血，做有关病毒学的检查，以便确定是否继续怀孕；生活环境中有铅、汞污染的孕妈咪也可在产前做该类物质的检测，以便决定对策。当然，这些工作都应在通过产前咨询服务后，有针对性地进行。

阴道检查

怀孕后产科医生常要为孕妈咪做1～2次阴道内诊。有的孕妈咪担心这种检查会造成感染或流产，其实这种顾虑是不必要的。正常的怀孕绝不会因阴道检查而流产，阴道本身是通向外界的器官，医生用来检查的手套、器械等，虽不是无菌的，但也经过消毒，不至于因为检查而招致感染。

检查阴道的目的在于：

肯定宫内怀孕，检查子宫的大小，以准确地推断出预产期。

检查卵巢、输卵管、子宫、子宫颈、阴道和外阴有无异常，如：有无合并卵巢肿物，有无子宫肌瘤，肌瘤的大小及部位，有无子宫畸形（如双子宫），子宫颈有无炎症、息肉，甚至宫颈癌的存在，阴道有无肿瘤、畸形，如阴道纵隔、横隔等，外阴有无静脉曲张或感染（如尖锐湿疣感染等）。检查后需对发现的异常情况进行认真处理，例如发现卵巢肿瘤需行手术治疗，有子宫肌瘤需决定分娩方式，等等。

阴道检查的同时进行骨盆内测量，以决定是否从阴道分娩。因此，孕期必要的阴道检查是很重要的，除了有特殊情况之外，一般都要做此项检查。

测量骨盆

胎宝宝能否成功地从阴道分娩取决于产力、产道及胎宝宝。胎宝宝必须通过产道才能从阴道分娩。产道分为软产道及骨产道，软产道有一定的弹力，可有一定程度的变化；而骨产道就是骨盆，骨盆的大小及形状是不会变化的，如果骨盆不正常，胎宝宝就不能从阴道分娩。产前检查中很重要的一点是要对孕妈咪的分娩方式作出认真的评估，即是否能从阴道分娩，因此测量骨盆对预防难产的发生是十分重要的。例如骨盆入口轻度狭窄，医生可允许短时间试产，看胎头是否能在一定时间内进入骨盆，以决定能否阴道分娩。但如果骨盆出口狭窄，选择试产的可能性小，一般在孕期时医生就会作出剖宫产的决定。

定期测量血压

每次产前检查都必须要测量血压，可见血压对于产妇是何等的重要。孕产妇和胎宝宝死亡有四大原因，其中之一就是高血压，严重的高血压可使孕产妇抽搐，甚至脑出血、脑疝而导致死亡。有少数的孕妈咪孕前就有高血压，有的则在孕前并无高血压，在怀孕后期才出现，而且逐渐加重，如果有良好的产前检查，每次都测量血压，就完全有可能在血压刚刚开始升高时及时发现，及时得到适当的治疗，而不会发展到极为严重的程度。虽然极个别情况下，孕妈咪可以发生急性高血压，但此前多有迹象，如下肢浮肿，有头痛等不适症状。

产前遗传诊断

产前遗传诊断是在怀孕早期或中期，通过绒毛的活体组织检查和羊水的细胞培养做核型分析检查，或通过胎宝宝镜检查等方法来了解胎宝宝是否有遗传性疾病。

那么哪些情况下需做这种检查呢？

以下这些情况需做这种检查：夫妇双方或一方有遗传性疾病，例如有染色体异常的情况。双方或一方有家族遗传性的疾病时，如有血友病的家族史；此外，孕妈咪既往生过原因不明的死胎或畸形儿或染色体异常的胎宝宝，例如生过唐氏综合征的宝宝，再次怀孕时发生的几率较普通的怀孕要高。有的畸形或胎宝宝的死亡是由于严重的染色体异常，通过此次怀孕进行遗传方面的筛查，可了解此胎宝宝是否正常。孕妈咪既往生过白化病或进行性肌营养不良的宝宝，通过胎宝宝镜检查，取胎宝宝组织活检，就可明了此次胎宝宝的情况，以决定怀孕能否继续。即使夫妇双方都正常，但多次发生流产，也应进行遗传诊断。夫妇年龄越大，超过35岁时，染

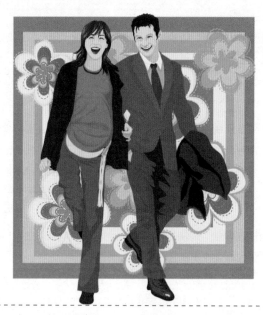

色体发生畸变的可能性增加，也需要进行产前异常诊断。上述只是许多需要进行遗传诊断的例子。

孕期丈夫应做的事情

为了妻子的分娩与宝宝的安全出生，丈夫应做好精神上和物质上的准备。可以请教一些有生育经验的朋友，提前做好产妇住院、出院物品的准备以及出院后家庭环境的准备，检查宝宝用品是否齐全、住院及出院时与家人的联系方法和有关交通工具的安排，以防情况突然发生时手忙脚乱。做好后勤工作。妻子怀孕以后在体力上和精神上负担很重，对营养也非常需要。怀孕初期，妻子的胃口会发生改变，如喜欢吃酸性食物。随着胎宝宝的生长发育，孕妈咪的营养需求会不断增加。丈夫应根据妻子的营养需要随时调整饮食。另外，要注意保证妻子的睡眠与休息，并适当进行体育活动及娱乐，使妻子的心情愉快，劳逸结合。经常与妻子交流情感，了解妻子的心理状态与需求，并尽量予以满足。更重要的是使妻子产生一种安全感，从而使妻子不再为分娩感到担忧。陪妻子外出时，丈夫应防止妻子受到不经意的伤害，如碰撞腹部等。

与妻子共同学习有关怀孕、分娩、育儿的知识，如参加怀孕课程等。丈夫要学习一些怀孕的生理知识，认识到哪些情况可能会出现，要如何帮助妻子解决难题，出现哪些情况应该及时到医院去检查。

为了妻子与宝宝的安全，孕早期与孕晚期禁止性生活。与妻子共同承担怀孕阶段的保健活动。如按时陪同妻子定期检查身体，及时记录胎动、胎心、早孕反应以及其他情况，为医生提供参考。

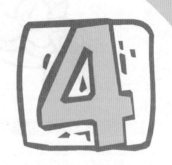

孕期营养与饮食

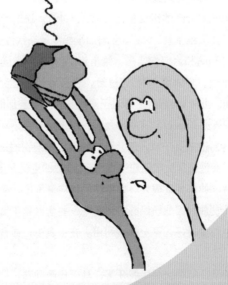

第一节　孕妈咪饮食要求

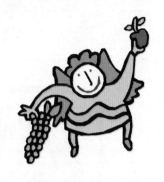

孕妈咪的营养需要及其满足方式

〖孕情记案〗

最近，有很多准爸爸、准妈咪来门诊咨询。他们都知道孕期应该给孕妈咪补充营养，但事实证明，一味盲目地进补也是有副作用的，如出现巨大婴儿导致难产。所以他们想知道，孕妈咪在孕期究竟需要补充哪些营养素，具体要怎样来补充。

〖诊情解答〗

在怀孕期间，孕妈咪需要适量摄取以下营养素。

维生素：孕妈咪对叶酸的需要量比正常人高4倍，缺乏叶酸易发生巨幼红细胞性贫血，严重者可引起流产；如果维生素C不足，会增加孕妈咪患缺铁性贫血的可能性；维生素D有调节钙磷代谢的作用，可预防和治疗佝偻病；维生素A能帮助胎宝宝正常生长和发育，防止新生儿出现角膜软化症。不过，摄取维生素D等过量，也会导致胎宝宝中毒。因此，要在医生指导下补充，不要随意服用。此外，B族维生素对于孕妈咪和胎宝宝都很重要，也要注意补充。

蛋白质：孕妈咪必须摄入足够的蛋白质，以满足自身消耗及胎宝宝正常生长发育需要。缺乏蛋白质，除了容易造成流产外，还会影响胎宝宝脑细胞的正常发育，造成婴儿发育障碍。世界卫生组织建议，女性怀孕后半期应该每日至少增加9克优质蛋白质营养。

铁：孕妈咪对铁的需要量很大。如果铁的供应量不足，孕妈咪就会贫血，继而影响胎宝宝的发育，使新生儿贫血。因此孕妈咪应该多吃一些含铁量丰富的食物，如鸡蛋、瘦肉、动物肝脏及心脏等，其中鸡蛋最好，可全部被利用。在主食中，面食含铁一般比大米多，吸收率也高于大米。

碘：女性在怀孕期间甲状腺功能旺盛，基础代谢升高，从而对碘的需要量增加。缺碘会使胎宝宝生长迟缓，造成婴幼儿智力低下甚至痴呆，还可以发生先天性克汀病。因此，孕妈咪应该注意经常吃一些含碘的海产品，如海带、紫菜、虾等。

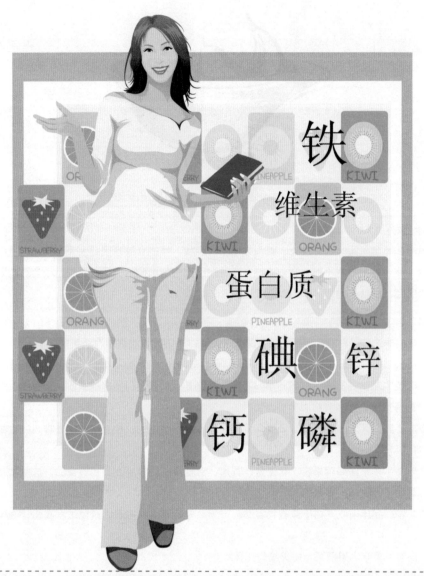

锌：女性在怀孕期间对锌的需要量剧增。如果锌供应不足，就容易导致胎宝宝畸形，还可能引起孕妈咪本人味觉异常和食欲减退。动物性食物是锌的可靠来源，如牛肉、猪肉、牡蛎、肝、肾等都含有易被吸收利用的有机锌。

钙和磷：胎宝宝的骨骼成长需要大量的钙和磷。孕妈咪身体中必须供给胎宝宝足够的钙和磷。如果钙磷摄入不足，可导致孕妈咪骨质软化和婴儿患先天性佝偻病或低钙性惊厥，也将严重影响婴幼儿的身体与智力的发育。孕妈咪每天钙的需要量是正常人的一倍以上。牛奶、蛋黄、豆制品、虾仁、虾皮等含钙较多，而磷存在于麦片、大豆、羊肉、鸡肉等食物中。

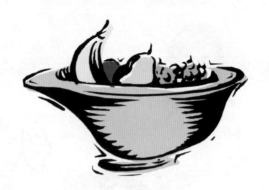

孕期不适症的饮食方案

〖孕情记案〗

丽丽在怀孕期间一直有晨吐、腹泻或便秘的症状,她的食欲也因此大大下降,老是感觉食物难以下咽,甚至根本不愿进食。这样一来,丽丽很快就消瘦下去了,她很担心会影响到肚子里的小宝宝,所以来问诊,想要知道解决的方法。

〖诊情解答〗

对于丽丽这种孕期有严重不适症状的人来说,以下的建议也许能有所帮助。

贫血者:有15%~20%的孕妈咪有不同程度的贫血。大部分贫血是由于缺铁所引起的(即我们平时说的缺铁性贫血)。因此孕妈咪应该在饮食上加强造血所需的铁质、蛋白质、维生素B₁₂、叶酸等成分,即多食红肉类、动物肝脏、蛋类等。

心痛者:一天之内定时少量多餐;试着在进食前喝些牛奶;控制进食含咖啡因的食物及饮料。

腹泻者:多吃诸如苹果酱、花生酱、香蕉、燕麦片、精制小麦面包等食品,这些食品富含胶质,有助于吸收体内多余的水分。

晨吐者:起床前吃些饼干或谷物食品;一天之中定时少吃多餐;避免进食高脂、油腻及煎炸食品。

便秘者:多吃水果蔬菜,每天喝6~8杯水。

偏食危害大

〖孕情记案〗

小娜从小就很爱漂亮,很注意自己的形象,尤其是在找到了一个如意郎君之后。因此,在怀孕期间,她也一直按照平时的饮食习惯来进食,很少吃糖,脂肪类的食物几乎一点都不吃。时间一长,她就感觉身体不如以前了,老是觉得累,一有点伤风感冒的就吃不消。这时,她急了,立即来医院检查,想知道是不是饮食习惯导致了营养不良,所以抗病能力也不如以前了。

在现实生活中，有的孕妈咪害怕多吃会引起体形改变，所以她们不敢吃脂肪类、糖类食物，也有的孕妈咪由于怀孕反应比较重，而偏食一些酸辣和味重的食品。其实这样做都是有害的。

糖、脂肪、蛋白质三大物质是人体的物质基础。糖能为受精卵分裂、组织分化提供能量；脂肪是人体细胞的主要成分，又是必需脂肪酸的主要来源；蛋白质是脑及神经系统的重要成分。所以孕期偏食素食，脂质含量不足，会推迟胎儿脑细胞的分裂增殖。

此外，孕妈咪偏食必然会引起自身和胎儿微量元素的缺乏，后者是孕期疾病和胎儿致畸的重要原因之一。比如：孕妈咪缺碘，会造成胎儿大脑皮质中主管语言听觉和智力的部分发育不完全，胎儿出生后可表现为不同程度的聋哑、痴呆、短小、智力低下、小头、耳位低等畸形；缺锌不仅会导致孕妈咪味觉失常，伤口不易愈合、流产、死胎，而且会造成核酸及蛋白质合成障碍，影响胚胎的生长发育，引起无脑儿、脊柱裂、尿道下裂、软骨发育不良性侏儒等先天性畸形；孕妈咪缺铜，则会影响胚胎及胎儿的正常分化和发育，导致胎儿大脑萎缩、大脑皮质层变薄、心血管异常等；孕妈咪缺钙则会影响胎儿骨骼的生长发育；孕妈咪缺铁，既容易引起贫血，又会导致胎儿发育迟缓、体重不足、智力下降等异常，这对优生优育是极为不利的。同时，孕妈咪偏食，对自身的健康也有不良影响。

因此，要想保证宝宝的健康成长，孕妈咪就必须做到均衡营养，不偏食，不挑食。

孕妈咪也要控制体重

〖孕情记案〗

安安自从怀孕之后就很注意进补，老是怕自己营养不足而影响到宝宝。于是，她的胃口越来越好，人也像吹气球一样胖了起来。直到有一天，她在电视上看见有专家说孕妈咪不宜过补，以免出现巨婴，她才开始怀疑自己是不是补过头了。看着自己硕大的肚子，怀着忐忑不安的心情，她来到了门诊室。

〖诊情解答〗

在10个月的孕期里，孕妈咪体重的增加并非按照时间顺序均等平摊。只有讲究科学遵循孕期体重"增长曲线"的规律才能保证妈咪宝宝的健康。

孕妈咪都会有一个做法，为了能给胎宝宝足够的营养，很多孕妈咪都放弃了以前的饮食控制计划，甚至饮食过度，体重增长过快。产房中随处可见体重增加20～25千克的产妇。体重增加过多并不一定就能孕育一个健康的宝宝，随之而来的却是高血压、怀孕期糖尿病等各种并发症，宝宝的健康反而受到了影响；胎宝宝过大又会使分娩产生困难，增加了剖宫产、手术助产的危险；孕妈咪产后还面临着艰苦的减肥计划。实际上，怀孕的女性每天所需要增加的热量是300千卡，仅相当于2杯牛奶的热量，哺乳期也只需要每天增加500千卡。

133

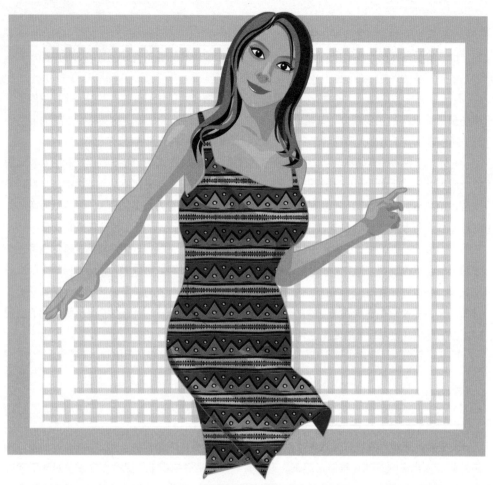

　　孕妈咪进行饮食控制，合理营养，就是需要吃得好，而不是吃得多。比如：适当多吃一些优质蛋白质丰富的牛奶、肉、鱼、蛋类，以及各种矿物质、维生素，避免摄入较多的油炸食品、巧克力、酥饼、蛋糕等高热量食物，因为它们只是提供充足的能量，并没有其他的营养素，也就是说它们只能让你长胖。当然，如果孕妈咪体重增加不足就容易产生小于孕龄的婴儿，这也不是我们所希望见到的。正常新生儿出生体重是2500~4000克，3000~3500克宝宝最为健康。孕妈咪整个孕期中的体重增加应该为10~12.5千克。如果你孕前很瘦，体重低于正常，则孕期可以增加更多一些，达到12.5~18千克；如果孕前体重就超重，那么孕期就应该增加少一些，在7~11千克。

　　孕晚期，孕妈咪的体重增长应控制在每周500克左右。这段时期是身体感觉最不方便的时期，迅速增大的体重影响了孕妈咪的运动和消耗，多余的卡路里也就迅速变成脂肪储存在体内。此时，吃得"少而精"才是聪明的选择。

怀孕期间不能擅自减肥

〖孕情记案〗

前面说到安安补过了头，以至于影响了健康。她来问诊时又问道，既然超重了，那能不能减肥呢？

〖诊情解答〗

在孕期，所有的妈咪孕前美妙的身材不再，取而代之的是臃肿与笨拙。这给一些爱美的年轻女性带来了困扰。女性怀孕以后，由于新陈代谢变得旺盛起来，与怀孕有关的组织器官也会发生增重变化。除胎儿、胎盘、羊水、子宫、乳腺及孕妈咪血容量等增加外，母体脂肪贮存亦有所增加，作为储备能源，这种脂肪是万万不可减掉的。孕妈咪增加的重量个体差异较大，整个怀孕期平均增加10至12千克体重。如果认为自己超重，应到医院咨询妇产科大夫，不可擅自使用减肥药物。

常言道：先天不足，后天难养。胎儿在母体里是非常需要营养的，先天营养是决定胎儿生命力的关键。若母体营养供应不足，会给胎儿发育造成严重障碍，甚至早产、流产、死胎，婴儿出生后将身体差、疾病多。国外一份研究报告认为：出生前后体重轻于平均标准的婴儿，成人后易患精神忧郁症。

营养不良对于孕妈咪本身的危害就更严重，可导致浮肿、贫血、腰酸腿痛、体弱多病。

特别是药物减肥，对孕妈咪的影响更大，一般减肥药物都不会是仅对孕妈咪配制的，也没有考虑到对胎儿是否有影响。一旦对胎儿发生副作用，其后果是难以预测的。

整个怀孕期应平均增加10~12千克体重，但如果你的体重增加超过了这个水平，特别是怀孕期每周体重增加超过0.5千克以上时，即使无明显水肿，也应到医院诊治，但仍不可擅自使用减肥药物。

如果孕妈咪过于肥胖，适当控制饮食也是可以的，但关键是要活动。以前有人怕伤了胎气而不主张活动的观点是错误的，多活动不但可以减轻肥胖，而且对减轻分娩时的痛苦也是大有好处的。

第二节 孕初期的营养配比与饮食套餐

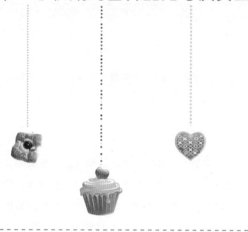

〖孕情记案〗

　　海燕去医院体检时，确诊自己怀孕了，这个消息让家里人欣喜不已。可是她的爸爸妈妈都在外地，不能来照顾她；老公又经常去外地出差，只能靠她自己来料理自己的日常生活了。对此，她也是心里没底，不知道要注意哪些方面的问题，尤其是在饮食方面。所以来医院求助。

〖诊情解答〗

　　像海燕这样的例子较多，由于工作或其他原因，小夫妻单独居住，离家较远，平时还没什么，一到关键时候，比如怀孕什么的，家里人帮不上忙，自己又没有经验，就有点急了。海燕现在还处在怀孕初期，一切状况还不稳定，因此需要注意的东西也比较多，尤其是在营养摄取方面。

孕初期的营养要求

　　孕初期（怀孕1～3个月）是胚胎发育和各个器官成形的重要时期，营养的不合理易导致流产、胎儿畸形、先天愚型等异常，尤其是怀孕反应严重的孕妈咪，很容易营养失衡。在饮食上要保证优质蛋白质的摄入，如果母体缺乏蛋白质和氨基酸，可引起胎儿生长迟缓、胎儿过小甚至畸形。而矿物质和维生素的供应也要确保充分，如孕初期缺碘可致宝宝呆小症；锌、铜补充不足，可严重影响胎儿骨骼、内脏的发育，引起中枢神经系统发育不良或畸形，生长发育缓慢；叶酸的不足会致婴儿先天性神经缺陷或畸形；维生素E的缺乏则可引发流产。孕初期的孕妈咪要尽量克服怀孕反应的烦扰，保证进食量及合理安排每天膳食。可根据自己的口味调剂，但不能挑食、偏食，要合理搭配各类食物，多吃一些富含各类维生素和矿物质的食物，怀孕反应大的孕妈咪可多吃一些蔬菜、水果。

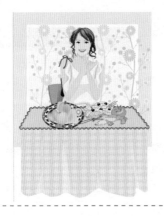

孕初期的膳食安排

孕初期主要是胚胎发育，这时胎儿生长较慢，孕妈咪进食量与怀孕前比较相似。但多数孕妈咪有恶心、厌食、呕吐等早孕反应，常常会影响到营养的摄入。这个阶段的膳食调节应多吃些容易消化、清淡少油腻的食物，掌握清爽可口、营养丰富、品种多样、少食多餐的原则，也可根据个人喜好适当调整花样与口味，多吃些符合孕妈咪口味的食物，但一定要避免偏食。

孕初期饮食营养热点是应注重优质蛋白质食物，富含无机盐和维生素食物，以及易消化吸收的粮谷类食物。

早孕反应的膳食调理

怀孕早期女性对油腻食物大多比较厌烦，为了激起食欲，可有选择性地做些清淡而又富有营养的食物。例如西红柿炒豆腐，色泽红白分明，味道鲜美可口，既可因西红柿的色、味及含有大量的维生素C而激起食欲，又由于豆腐内含有丰富的蛋白质而补充了营养。又如鲜美的海味、绿色的蔬菜等，只要烹调方法得当，孕妈咪大多数比较喜欢。

如果早孕反应较重，食入即吐、吐尽方安者，可在做饭时放入少量中药"砂仁"（一般每次用3克），或在炒菜时加入适量的姜末，都可起到一定的醒脾开胃与降逆止吐的作用。要多吃新鲜蔬菜、水果、豆类及其制品和瘦肉、牛奶、鸡蛋、鱼类等，要多喝水。

孕初期的每日营养需求

我国营养学会推荐孕初期女性每日主要营养素供给量，以轻体力劳动强度为例：

热量2300千卡，蛋白质70~80克，维生素$B_1$1.2毫克，维生素$B_2$1.2毫克，维生素$B_6$1.9毫克，烟酸12毫克，叶酸600微克，维生素C60毫克，维生素A800微克，维生素D5克，维生素E10毫克，钙800毫克，铁18毫克，锌15毫克。

孕初期一周配餐方案

周一

早餐：糯米大枣粥，玉米煎饼，卤豆干拌黄瓜，煮鸡蛋。

午餐：红烧肉，豆腐丸子汤，清炒绿豆芽，米饭。

加餐：猕猴桃（或梨）。

晚餐：五豆汤，馒头片，炒鸡丝（鸡丝、青椒、茭白），拌大白菜心。

加餐：甜面包，牛奶。

周二

早餐：牛奶，花卷（面粉75克），煮鸡蛋1个。

午餐：馒头（面粉150克），小米粥，虾皮炒青菜，青椒炒肉片，豆沙包。

晚餐：热汤面（挂面100克），五鲜豆腐（豆腐、火腿丝、熟鸡丝、春笋丝、香菇、青菜叶），糖醋小排骨。

晚点：草莓50克，奶片20克。

周三

早餐：花生大枣粥，面包，酸奶。

午餐：米饭（大米），青椒炒鸭片，奶油包菜，素豆腐汤。

午点：牛奶，饼干。

晚餐：米饭（大米），花菜炒肉片，西红柿炒鸡蛋，炒青菜。

晚点：橘子100克。

周四

早餐：甜豆浆，馒头，卤蛋，拌海带丝。

午餐：米饭，清蒸鱼，青椒炒肉丝，拌芹菜（或炝菠菜）。

午点：苹果。

晚餐：花卷，香椿拌豆腐，清香小炒（南瓜、竹笋、木耳、口蘑），虾皮紫菜蛋花汤。

晚点：牛奶250克。

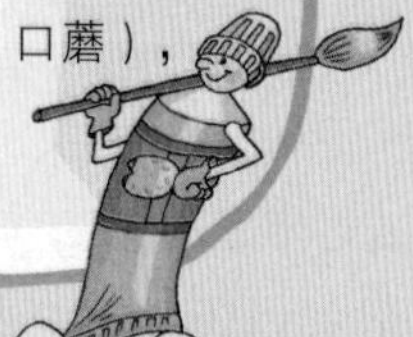

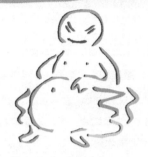

周五

早餐：红枣麦片粥，卤鸡蛋，荞麦馒头。

午餐：米饭100克（大米），鹌鹑蛋烧白菜心，黄瓜腰果炒虾仁（黄瓜、虾仁、腰果），豌豆苗汤。

加餐：柚子。

晚餐：二米饭（大米、小米），芹菜炒牛肉丝，素烧花菜。

加餐：拔丝苹果（或香蕉）。

周六

早餐：三鲜馄饨（虾皮、猪肉、香菇），豆浆。

午餐：米饭（大米），醋溜白菜，松仁丝瓜，牡蛎豆腐汤。

午点：草莓奶酪。

晚餐：米饭（大米），炒菠菜，香椿炒鸡蛋，烧猪血。

晚点：鸭梨。

周日

早餐：鲜奶，葱油饼，蒜蓉麻酱生菜。

午餐：米饭（大米100克），清蒸枸杞虾，红焖小排（配白菜），蛋花汤（配香菜）。

加餐：草莓。

晚餐：素炒米饭（大米50克，豌豆、黄瓜、胡萝卜各10克），小米粥，鲜菇炒鸡片（鸡胸肉）。

晚点：香蕉。

孕初期推荐食谱

黄瓜腰果炒虾仁

原料：黄瓜250克，虾仁100克，腰果50克，胡萝卜、葱花各少许。

调料：色拉油2大匙，精盐、味精各1小匙。

制作方法：1.将黄瓜、胡萝卜分别洗净切片；虾仁洗净焯水备用。

2.炒锅放油烧热，把腰果炸熟。

3.净锅加入底油烧热，放葱花爆香，倒入黄瓜片、胡萝卜片、腰果和虾仁同炒，加入精盐、味精，淋色拉油，出锅盛盘即可。

食补说明：黄瓜有美容养颜、营养清热的作用；腰果可润肠通便，亦有很好的润肤美容功效；虾肉极富营养，富含的维生素D及钙、磷、叶酸等是孕妈咪补益和胎儿健康发育的保证。食物搭配科学，极具滋补之效。

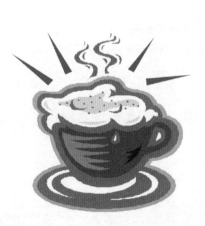

第三节　孕中期的营养配比与饮食套餐

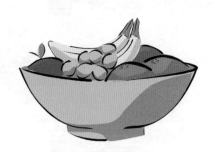

〖孕情记案〗

　　海燕怀孕已有4个月，算是进入孕中期了，宝宝已经在她肚子里安家，一切状况暂时稳定下来，所以她的心情好了很多，来复诊的时候显得很开朗。同时，她又提出了新问题，想知道在这一阶段要怎样补充营养。

〖诊情解答〗

　　怀孕中期，对孕妈咪和胎宝宝来说，都是一个比较稳定的时期，孕妈咪经过前3个月的生活后，对怀孕期间自身的变化逐渐习惯起来；宝宝的身体发育在这一阶段得以持续，而且速度比前期快得多。因此，这一阶段孕妈咪要摄取的营养比前期有所增加，饮食结构方面也有所调整。

孕中期的营养要求

　　怀孕中期（怀孕4～7个月，即第13～28周），胎儿发育迅速，母体蛋白质、脂肪、血糖、矿物质等代谢发生变化，各种营养素需要量显著增加，孕妈咪需从膳食中及时补充足够的量。孕中期，孕妈咪必须保证充足的蛋白质、糖类、脂肪、水分、各种维生素和矿物质的摄入和吸收，要注意多吃一些富含蛋白质、钙、铁、锌、碘和维生素A、D、C的食物，另外，B族维生素的需要也要相应增加，尤其要注意叶酸和维生素B_{12}的补充。

孕中期的膳食安排

　　孕中期时，孕妈咪的早孕反应已消失，食欲较好。此时可根据个人经济条件，各地区物质供应状况，在主食方面以米面和杂粮搭配食用，副食做到全面多样、荤素搭配。多吃富含多种营养素的食物，如猪肝、瘦肉、蛋类、海产品、鱼虾、乳制品、豆制品等；多吃新鲜黄绿色叶

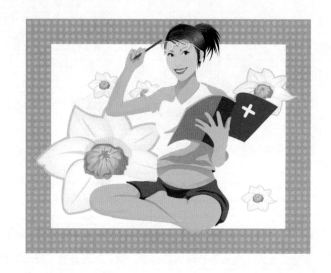

菜类和水果，以保证胎儿的正常生长发育。除三餐之外，还可以再加些辅食，以保证营养供给。

孕中期的每日食物构成推荐品种和数量

鲜牛奶：250～500毫升，可提供优质蛋白质、钙、维生素。

豆类及豆制品：50～100克，可提供植物性优质蛋白质、矿物质。

新鲜蔬菜：400～500克，提供矿物质、维生素和膳食纤维，其中应有一半以上绿色或黄绿色蔬菜。

新鲜水果：100～150克，可提供矿物质、维生素和膳食纤维。

谷类：400～500克。

蛋类：1～2个，可提供优质蛋白质、矿物质、维生素。

肉、禽、鱼类：50～150克，交替食用；孕后期可增至150～200克。能提供优质蛋白质、矿物质、维生素。

烹调用油：15～20克。

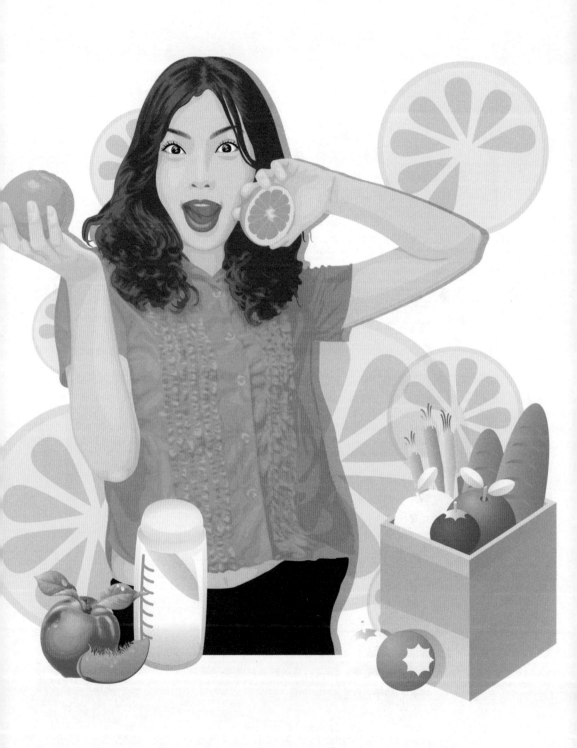

孕中期一周配餐方案

周一
早餐：八宝豆腐羹。
午餐：三鲜水饺（虾仁、猪肉、鸡蛋、香菇），拌芹菜。
加餐：草莓，核桃。
晚餐：牛肉末烧豆腐，素炒花菜，西红柿炒鸡蛋，米饭。
加餐：牛奶，面包。

周二
早餐：豆浆，煎馒头片，炒蛋。
午餐：米饭，萝卜炖牛肉，炒油菜，番茄蛋汤。
加餐：葡萄。
晚餐：玉米面窝窝头，蘑菇炒青菜，鲫鱼炖豆腐。
加餐：酸奶250克。

周三
早餐：豆浆，煮鸡蛋，发糕，拌海带丝。
午餐：米饭，羊肉白菜烩宽粉，醋溜卷心菜。
加餐：牛奶，烤红薯。
晚餐：米饭，虾米豆腐汤，红烧排骨。
加餐：橘子100克。

周四
早餐：葱油饼，牛奶鸡蛋，拌芹菜。
午餐：米饭，炒三丝（瘦猪肉、豆腐丝、冬笋丝），拌海带丝，木须汤（鸡蛋、木耳、生菜）。
加餐：香蕉。
晚餐：玉米面粥，馒头，清蒸鲫鱼，鱼香油菜薹。
加餐：橘子100克。

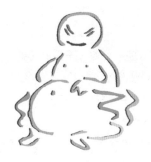

周五	
	早餐：小馄饨（猪肉馅配香菜、紫菜）。
	午餐：面筋塞肉，五彩素丝（山药、香菇、莴笋、鲜笋、红椒），虾皮
	粉丝汤，大米饭。
	加餐：甜豆浆。
	晚餐：荷包蛋，罗宋汤（土豆、卷心菜、牛肉、西红柿），大米饭。
	加餐：苹果200克。

周六	
	早餐：稀饭，荷包蛋，馒头，酸辣白菜。
	午餐：米饭，蒜苗炒猪肝，炒空心菜。
	加餐：橘子200克。
	晚餐：花卷，清炒莴笋，花菜炒肉片，海带汤。
	加餐：牛奶，核桃仁。

周日	
	早餐：牛奶，鸡蛋，豆沙包，拌黄瓜。
	午餐：米饭，炒青菜，鲫鱼炖豆腐，鸭血粉丝汤。
	加餐：红枣赤豆汤。
	晚餐：馒头，笋烧肉，青椒豆腐丝，虾皮冬瓜汤。
	加餐：苹果200克。

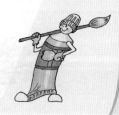

孕中期推荐食谱

红枣黄芪泥鳅汤

原料： 泥鳅200克，猪瘦肉100克，红枣（干品）10克，黄芪15克。

调料： 植物油15克，姜3克，盐2克。

制作方法：1.将泥鳅杀好，先用开水略烫，再用清水冲洗黏液，然后去掉内脏，再用清水洗净，抹干水分。

2.将泥鳅用油煎至两面微黄色，盛出，装入盘中。

3.在汤煲内加入适量清水，烧滚，放入泥鳅、瘦肉和生姜、黄芪、红枣，再次烧开后用小火继续煲约2个小时，加入盐调味即可。

食补说明：泥鳅能补中气，祛湿邪；黄芪能补中益气。此汤富含蛋白质、脂肪、多种维生素和钙、磷、铁等营养素，能润肺健脾，暖腰补肾，非常适合孕中期的补益调养。

146

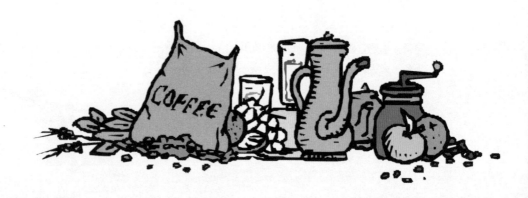

第四节　孕后期的营养配比与饮食套餐

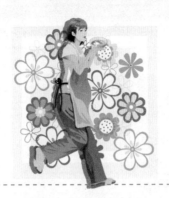

〖孕情记案〗

　　经过一段愉悦的时光之后，海燕的孕期来到了第8个月。俗话说"十月怀胎"，越是接近生产，孕妈咪的心情就越紧张，既盼望宝宝早日出世，又担心宝宝生出来不健康。海燕也受着这种心理煎熬。这严重影响了她的食欲，她担心会对宝宝有影响，因此又来咨询了。

〖诊情解答〗

　　怀孕越来越接近尾声，孕妈咪难免产生各种各样的顾虑。其实这是不必要的，顺其自然就好。这一时期孕妈咪对营养的需求也是较大的。

孕后期的营养要求

　　孕后期（怀孕8~10个月，即第29~40周）时，母体基础代谢率增至最高峰，胎儿的生长速度也达到了最高峰，加上需要为分娩贮备能源，孕妈咪进行合理、全面的营养补充极为重要。

　　孕后期是胎儿和母体蛋白质贮留都最多的时期，增加优质蛋白质的摄入非常必要，还要保证热量供给和必需脂肪酸的摄入。充足的水溶性维生素也是孕后期必需的，其中维生素B_1尤其重要，如果缺乏，可引起孕妈咪困乏无力、呕吐，影响分娩时子宫收缩，使产程延长、分娩困难。还要保证钙、铁的充分供给，孕后期铁、钙摄入不足，胎儿会出现畸形，出生后易患缺铁性贫血，而孕妈咪可发生软骨病。但要注意的是，孕妈咪在食用富含钙质食品的同时，适当吃些富含维生素D的食物，可促进钙的吸收。

孕后期的膳食安排

　　孕后期时胎儿生长最快，除了满足胎儿生长发育所需外，孕妈咪和胎儿体内还要储存一些营养素，因而对营养素需求增加。为保证胎儿生长发育，要增加每日进餐次数和进食量，使膳食中各种营养素和能量能满足孕妈咪和胎儿需要；膳食组成应多样化，食品的选择应根据孕妈咪营养需要并照顾饮食习惯，应易于消化吸收；养成合理的膳食习惯。

孕后期的每日食物构成推荐品种和数量

牛奶：250克。

水果：200克。

绿叶蔬菜：500~700克。

蛋类：50~100克。

面、米等主食：400~500克。

豆类及豆制品：50~100克。

畜、禽、鱼、肉类：200克。

动物肝脏：50克（每周1~2次）。

食用植物油：50克。

孕后期一周配餐方案

周一
早餐：豆浆，素馅包子，咸鸭蛋。
加餐：梨。
午餐：酱肉四季豆，家常焖带鱼，素烧生菜，米饭。
加餐：酸奶，蛋糕。
晚餐：豌豆虾仁，香菇鸡翅，炒小白菜，米饭。
加餐：牛奶，香蕉1根。

周二
早餐：牛奶，麻酱烧饼，素炒胡萝卜丝。
加餐：鸡蛋羹。
午餐：米饭（大米），肉末雪里蕻，素炒油菜薹，香菜鲫鱼汤。
午点：牛奶。
晚餐：米饭，柿子椒炒鳝鱼丝，素炒菜花，虾皮紫菜汤。
晚点：橘子100克。

周三
早餐：花卷，绿豆稀饭，松花蛋。
加餐：杏仁酥，猕猴桃。
午餐：芥末肚丝，西红柿炒蛋，海带炖小排，米饭。
加餐：甜豆浆。
晚餐：荷叶凤尾鱼，拌黄瓜，米饭。
加餐：牛奶，核桃仁50克。

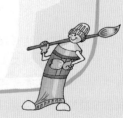

周四	早餐：稀饭（大米），馒头，酱黄豆，裙带菜。
	早点：牛奶，鸡蛋。
	午餐：米饭（大米），炒塌棵菜，西芹炒肉，萝卜骨头汤。
	午点：苹果100克，酸奶。
	晚餐：米饭（大米），白菜冬笋肉片，炒黄豆芽。
	晚点：橙子100克。

周五	早餐：绿豆大米稀饭，馒头，榨菜，肉松。
	加餐：牛奶。
	午餐：米饭（大米），炸猪排，海带鸡汤，小白菜虾皮汤。
	加餐：西瓜。
	晚餐：米饭（大米），清蒸鲫鱼，素鸡，丝瓜汤。
	晚点：梨100克。

周六	早餐：牛奶，小笼包。
	加餐：豆浆，蟹柳。
	午餐：米饭（大米），清炖鸡，炒芹菜，鸡血豆苗汤。
	午点：豆沙包，橘子100克。
	晚餐：米饭（大米），炒菠菜，茄汁大排，紫菜虾米汤。
	晚点：橘子100克。

周日	早餐：牛奶，花卷，蛋糕，海带丝。
	加餐：枇杷。
	午餐：米饭（大米），炒蚕豆，蘑菇炒蛋，鸭血粉丝，红枣赤豆汤。
	晚餐：米饭（大米），炒菠菜，葱烤大排，紫菜虾米汤。
	加餐：苹果100克。

孕后期推荐食谱

香菇扒菜胆

原料：油菜250克，香菇10朵，葱丝、蒜末各少许。

调料：色拉油2大匙，蚝油1小匙，水淀粉适量，精盐、味精各1/3小匙。

制作方法： 1.将油菜与香菇洗净，油菜摘短，香菇切片。

2.将油菜、香菇分别焯水后捞出，沥净水分。

3.锅内入油，加蒜末、葱丝爆香，放入油菜翻炒片刻，放入香菇，加蚝油、精盐、味精调味，淋明油，即可出锅装盘。

食补说明： 孕妈咪食香菇和油菜有益于胎儿骨骼、牙齿的发育，还能增强对疾病的抵抗力，有美容降压功效。怀孕末期孕妈咪对钙和维生素需要更高，食用这道菜很适合，还有祛除斑痕、降低血压的作用。

150

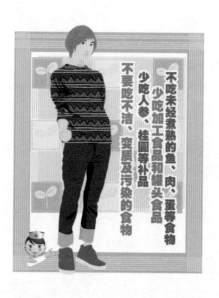

不吃未经煮熟的鱼、肉、蛋等食物
少吃加工食品和罐头食品
少吃人参、桂圆等补品
不要吃不洁、变质及污染的食物

第五节　孕期饮食原则与禁忌

〖孕情记案〗

　　前面我们说了孕期需要摄取的营养及获得的渠道。海燕又有新的疑问了，孕期的饮食原则究竟是怎样的呢？有没有什么禁忌？

〖诊情解答〗

　　在孕期的不同阶段，孕妈咪和宝宝需要的营养是不同的，所以饮食原则和禁忌都不是完全一样的，也要分期来对待。

孕初期的饮食原则

　　孕早期饮食安排应注重优质蛋白质食物，多吃富含无机盐、维生素食物以及易于消化吸收的粮谷类食物。

　　食物松软爽口、烹调多样化。根据孕妈咪的不同情况和嗜好，选择不同的原料和烹调方法。烤面包、馒头、蛋糕、饼干、大米或小米稀饭等食物容易消化，在胃内储留时间短，食用这类食物可减少呕吐发生的可能。对于呕吐严重、有脱水症状的孕妈咪要选择水分多的食物，如各种水果、新鲜蔬菜，不仅含有大量水分，而且含有丰富的维生素和钙、钾等无机盐。

　　少食多餐。进餐时间不必严格规定。吃饭时要细嚼慢咽，饭后可躺下稍作休息。就餐时少喝汤类，在两餐间喝水或饮料。早餐起床前吃少量食物对减轻恶心、呕吐也有帮助。

孕中、后期的饮食原则

　　少食多餐。孕中期孕妈咪食欲大振，每餐摄食量可能有所增加。但随着怀孕进展，子宫进入腹腔可能会挤压胃，孕妈咪每餐后易出现胃部胀满感。孕妈咪可适当减少每餐摄入量，做到以舒适为度，同时安排加餐，如每日5~6餐。

　　孕中期胎儿迅速生长，母体组织的生长需要大量热能，这均需由摄入主食予以满足。孕中期充足的主食摄入对保证热能供给、节省蛋白质的消耗、保障胎儿生长和母体组织增长有着重要的作用。脂质尤其是必需脂肪酸是细胞膜及中枢神经系统髓鞘化的物质基础。

　　增加植物油摄入。孕中期胎儿机体和大脑发育速度加快，对脂质及必需脂肪酸的需要增加，必须及时补充。因此，孕中期应增加烹调所用植物油的量，即豆油、花生油、菜油等。此外，孕中期还可选择摄入适量花生仁、核桃仁、葵花籽仁、芝麻等油脂含量较高的食物。

　　增加动物性食品。动物性食品所提供的优质蛋白质是胎儿生长和孕妈咪组织增长的物质基础。此外，豆类以及豆制品所提供的蛋白质质量与动物性食品相仿。但动物性食品提供的蛋白质应占总蛋白质量的1/3以上。

合理烹调，减少维生素损失。孕中期对各种维生素的需要增加，在选择食物时注意选择维生素含量丰富的食品，但应避免烹调加工的不合理而造成维生素损失。

孕期饮食禁忌

在孕期，有些食物对胎儿的脑发育有害，孕妈咪应尽量少吃或不吃。

避免刺激性食物。孕期应避免刺激性食物，刺激性食物对孕妈咪不利，还可使大便干燥，会出现或加重痔疮。这些食物包括浓茶、咖啡、酒及辛辣调味品等。特别是怀孕7个月以后，尽可能避免摄入上述食品。孕妈咪要远离吸烟环境，有吸烟、饮酒习惯的人，怀孕后为了体内胎儿的健康，要绝对禁烟和禁酒。

不要吃过咸、过甜或过多油腻的食品。孕妈咪食用的菜和汤中一定要少放盐，同时还要注意加工食品等通常含盐分也较多，如果孕妈咪摄入过多的盐，可能导致浮肿和妊娠中毒症。常吃过甜或过于油腻的食物可导致肥胖，不仅不利于孕妈咪自身的健康，还易发生妊高征等并发症。

不吃未经煮熟的鱼、肉、蛋等食物。生的鱼、肉等食物中往往含有绦虫、囊虫等寄生虫，直接食用这些食品可以使人感染疾病。也有人认为，鸡蛋生吃容易吸收，营养好。其实，生鸡蛋的蛋白质不易被蛋白水解酶水解，故不易被肠道吸收。而且，生鸡蛋常常被细菌污染，如直接食用，很容易患肠胃炎。此外，烟熏、腌制、烧烤的食物也尽量不要吃。

少吃加工食品和罐头食品。经过加工的半成品食物往往美味可口，色彩鲜艳，但它们的营养价值却比天然食品要低很多。而且这些食品在加工过程中需要加入一定的添加剂，如人工合成的色素、香精、甜味剂及防腐剂等，这些物质大都是人工合成的化学物质，在正常范围内食用对人的影响不大。但建议孕妈咪尽量少吃这些食物，以免对胎儿造成不良影响。

不要吃不洁、变质及污染的食物。不洁和变质的食物可引起胃肠炎和痢疾等肠道疾病，影响食物中营养成分的吸收；常吃受到污染的食品不仅有致癌作用，还可能诱发胎儿畸形。

少吃人参、桂圆等补品。人参属大补元气之品，孕妈咪滥用人参进补，可导致气盛阴虚，容易上火；还会出现呕吐、水肿及高血压等症状，可引起见红、流产及早产等危险情况。而桂圆则性温味甘，孕妈咪吃多了桂圆后，会引起或加重怀孕呕吐，甚至流产。除此之外，鹿茸、鹿胎、蜂王浆等补品，孕妈咪们亦不宜服用。

味精的主要成分为谷氨酸钠，可与血液中的锌结合从尿液排出，因此吃入过多味精会消耗掉大量锌元素，导致胎儿缺锌，进而对其发育产生消极影响。孕妈咪的日常饮食中应少放味精，或用鸡精代替。

第六节　孕妈咪临产期饮食

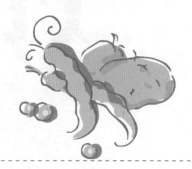

〖孕情记案〗

　　孕期终于要结束了，海燕已经开始待产了。她问在临产期要注意的饮食问题有哪些，有没有什么特别要注意的。

〖诊情解答〗

　　这个阶段当然也很重要，尤其是对孕妈咪来说。她们不仅要从食物中摄取营养来维持自己和宝宝的日常需要，还要为分娩储存能量。

分娩期营养

　　第一产程占分娩过程的大部分，时间较长，由于阵痛，产妇睡眠、休息和饮食均受影响，精力、体力均消耗较大。为保证第二产程能有足够的精力完成分娩的全过程，在第一产程时，鼓励产妇少吃多餐。食物以半流质或软食为主，如挂面、饼干、蛋糕、面包、粥等。从子宫收缩紧张，接近第二产程时，可供给果汁、藕粉、麦乳精、糖水等流质。不愿摄食者则不必勉强，以免导致呕吐。

　　第二、三产程较短，多数产妇不愿摄食。如愿摄食则可提供糖水、果汁等流质，以提供能量。如果产程延长，也可从静脉输入葡萄糖，以免脱水发生虚脱。

　　在分娩过程中，应在医生允许的情况下少量多次进食，以保持充沛的精力和体力。为便于产妇尽快消化、吸收，应该选择食用高糖或淀粉类碳水化合物，不宜食用含油脂和蛋白质较多的食物，因为它们在胃内停留时间长，难以消化，又会引起恶心、呕吐。

　　临床实践发现，临产前的孕妈咪可准备1000～2000克优质羊肉、250克优质红枣、250克红糖、50克黄芪、50克当归。待临产接近预产期的前3天，每次取以上原料各1/3，洗净（除红糖外），加1000克水，同放在锅中煮汤，待剩500克水时，沥出，分为两份，早晚各服一次，服至分娩时为止。这不仅能增加孕妈咪的体力，协助顺利分娩，还可安神，防止产后恶露不尽，易于产后恢复。

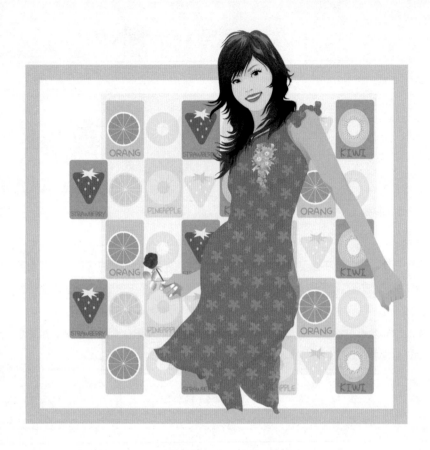

产后前三天的营养配比

产后前三天，产妇的体力尚未恢复，食物应以清淡、不油腻、易消化、易吸收、营养丰富为佳，形式为流质或半流质。产后稍事休息就可进食。产后第一餐可选牛奶、豆浆、藕粉、红糖水煮鸡蛋、蒸鸡蛋羹、馄饨、小米粥等。剖腹产的产妇一般需要在产后36小时之后才可进食。

如果胃肠消化功能较好，从第二餐便可开始进食（软食为好），如煮鸡蛋、蒸蛋羹、荷包蛋、细挂面汤、排骨汤、新鲜水果和蔬菜。喝汤时要注意把汤里的浮油弃去，以免使乳汁含脂过高，引起宝宝腹泻。

每天应以少量多餐为原则，在原来一日三餐的基础上增加早点、午点和晚点。每餐注意干稀搭配，荤素结合。

特别注意：在分娩之后的3～4天内，产妇不要急于进食炖汤类，因为炖汤类会促进乳汁分泌，而此时产妇的初乳尚不十分畅通，过早喝汤会使乳房胀痛。以后随着身体和消化能力的慢慢恢复，产妇渐渐恢复正常饮食，待泌乳通畅后再多喝汤。

孕期运动

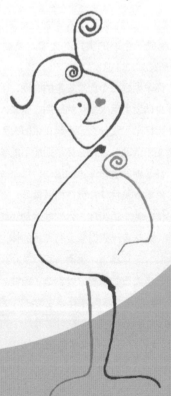

第一节　运动，让孕期轻松起来

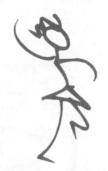

孕期运动的益处

〖孕情记案〗

王小姐怀孕4个月了，以前她特别爱运动，怀孕后却不敢再参加运动了，因为婆婆告诉她"运动就会动了胎气，会伤着宝宝"。王小姐每天是以办公室伏案工作为主，不能运动不仅感到很不舒服，而且还影响到食欲，甚至出现了便秘……

〖诊情解答〗

对于渴望生个小宝宝的家庭来说，怀孕是个大喜讯。于是，肚子里的宝宝还没有出生，像王小姐这样的孕妈咪就成了全家的宝贝。比如，婆婆说："扫帚疙瘩也不许动啊，有活我来干。"老公说："你干脆别上班啦！"

对许多女性来说，怀孕期是一个比较安定的时期，一个进行计划和准备的时期，是疲劳和情绪不断变化的时期，也是身体发生巨大变化的时期。有些人认为，怀孕了就不能运动，举手投足都要小心翼翼；而有些人认为怀孕了没什么了不起，依旧大大咧咧。这两种做法都有些极端，不利妇婴健康。常言道："生命在于运动"，那么怀孕期能不能参加体育运动呢？回答是肯定的，运动对孕妈咪和胎儿都有好处。怀孕期间进行适当的运动，可以改善体态，减少与怀孕有关的腰疼；减少可能与怀孕有关的紧张、焦虑以及忧郁；促进血液循环，提高血液中氧的含量；消除身体的疲劳和不适，保持精神振奋和心情舒畅。适当地、合理地运动还能促进孕妈咪的消化、吸收功能，给肚子里的宝宝提供充足的营养，妈咪自己到时候会有充足的体力顺利分娩，分娩后也能迅速恢复身材。孕期运动能刺激宝宝的大脑、感觉器官、平衡器官以及呼吸系统的发育，运动时由于孕妈咪的肌肉和骨盆关节等受到了锻炼，也为日后顺利分娩创造了条件。

关键问题是，孕妈咪的运动如何才算是合理的、合适的，这就需要我们从运动的时期、运动的时间、运动的方式以及运动时注意的问题等几个方面加以分析。

如果你在怀孕前就比较活跃——经常游泳、慢跑、打网球、跳舞或散步等，怀孕后可继续

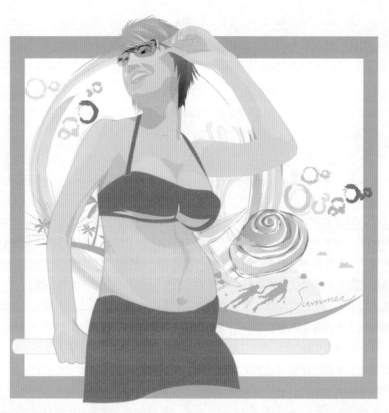

进行这些活动，只要使自己的心率保持在每分钟140次以下就行。孕期运动最好在怀孕4个月后开始，孕妈咪可根据个人体质及过去的锻炼情况，进行力所能及的锻炼，或在有经验的医师指导下进行针对性健身。

孕期运动的专家建议

〖 孕情记案 〗

　　下午，门诊有一位刚刚怀孕的钱女士，来咨询怀孕期间运动是否安全，对身体会有什么影响。

〖 诊情解答 〗

　　由于每个女性的怀孕情况各异，因此可请专业人士帮助你确定一种比较安全、健康的活动方式。

　　如果你的感觉不太好的话，在怀孕的早期即前3个月最好不要做运动，因为这时胚胎在子宫里还没有牢固，运动失当很可能会导致流产。在怀孕的后期，即7个月以后也不适宜做运动，因为这时胎儿已经长得很大了，运动有可能导致早产等问题。因此，孕妈咪适宜的运动时间段，一般应该开始于怀孕第4个月，结束于怀孕的第7个月。在这个阶段，运动的方式基本是

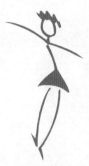

一样的，只是活动量及幅度应该逐渐减小，毕竟肚子越来越大，很多动作做起来越来越不方便了。

建议孕妈咪运动时注意以下内容：孕期运动时，要注意衣服样式应宽松，穿合脚的平底鞋。注意保暖，以免着凉。运动后宜采用沐浴冲澡的方式。洗头发时，如果自己不方便，可以请人帮助清洗，但要采用头往前倾的姿势来冲洗头部。避免会增加跌倒或受伤风险的运动，例如肢体碰撞或剧烈的运动。孕妈咪肚子即使轻微受伤，也可能造成严重的后果。

如果诊断出你怀了个双胞胎，当然值得高兴，但是在高兴之余，还要小心为妙，不要随意运动！假如医生告诉你是前置胎盘，阴道出现了不规则出血、提前出现宫缩等现象，就绝不能运动，此时必须静养安胎。

孕期运动应注意选择好运动的地点和时间。如条件许可，尽可能到花草茂盛、绿树成荫的地方，这些地方空气清新、氧气浓度高，尘土和噪音都较少，对母体和胎儿的身心健康大有好处。在城市中，下午4~7点时空气污染相对严重，孕妈咪要注意避开这段时间锻炼和外出，以利于孕妈咪和胎儿的身体健康。

孕期运动的禁忌

〖孕情记案〗

张小姐是一位体育教师，最近怀上了小宝宝。她想知道怀孕以后还能不能胜任教课工作，平时运动有没有什么禁忌。

〖诊情解答〗

孕妈咪有下列这些情况时应立即停止锻炼：极度疲劳，心悸或胸痛，头晕或头昏，很厉害的、持续的头疼，原因不明的腹痛，小腿、手部或者面部出现红肿、疼痛，脚踝部位突然肿胀，阴道有分泌物，体重下降或者体重增加不足，子宫出现流产先兆而不断收缩。并立刻向医生进行咨询。

有这些情况时不宜运动：先兆流产（或者在以前怀孕的时候有过），早期的羊水破裂，由怀孕引起的高血压，宫颈狭窄，怀孕第4~9个月里经常出现流血。

第二节 孕期各阶段的运动方法

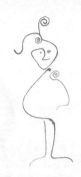

孕早期运动要"慢"

〖孕情记案〗

结婚三年后怀上了小宝宝，阿丽一下子变得很神经质，以前喜欢做的运动也不做了，老在家里躺着不动，结果身体酸软无力，精神萎靡不振，而且便秘很厉害。"难道，孕期就这么难过吗？" 阿丽真是很沮丧！所幸的是经朋友推荐，她开始了孕妈咪健美运动，并坚持了下来。现在，她的生活方式比怀孕前更健康，感觉身体也没有以前那么笨重啦！

〖诊情解答〗

在孕妈咪怀孕前3个月，呕吐现象严重，孕妈咪往往精神不济，总想睡觉。这段时间，由于胚胎正处于发育阶段，特别是胎盘和母体子宫壁的连接还不紧密，很可能由于动作的不当使子宫受到震动，使胎盘脱落而造成流产。因此要尽量选择慢一些的运动，像跳跃、扭曲或快速旋转这样的运动千万不能做。出门散散步吧，这是非常适合孕早期妈咪的运动。

其实散步是孕妈咪最适宜的运动，可以提高神经系统和心肺的功能，促进新陈代谢。有节律而平静的步行，可使腿肌、腹壁肌、心肌加强活动。由于血管的容量扩大，肝和脾所储存的血液便进入了血管。动脉血的大量增加和血液循环的加快，对身体细胞的营养，特别是心肌的营养有良好的作用。同时，在散步中，肺的通气量增加，呼吸变得深沉。

散步时首先要选好地点。花草茂盛、绿树成荫的公园是最理想的场所。这些地方空气清新、氧气浓度高，尘土和噪音少。置身于这样宜人的环境中散步，无疑会身心愉悦。可以在自家周围选择一些清洁僻静的街道作为散步地点。一定要避开空气污浊的地方，如闹市区、集市以及交通要道，因为在这种地方散步，不仅起不到应有的作用，反而对孕妈咪和胎儿的健康有害。散步的时间也很重要，最好选在清晨。你还可以根据自己的工作和生活情况安排适当的时间。散步时最好请老公陪同，这样可以增加夫妻间的交流，培养老公对胎儿的感情。散步时，要穿宽松舒适的衣服和鞋。

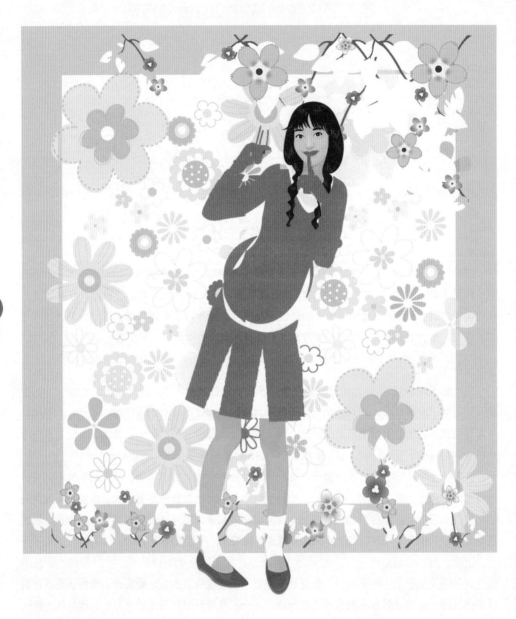

活动时衣着要宽松舒适，要穿运动鞋、戴胸罩。活动前多喝水。喝水多，活动时出汗多，体热散得快，体温不会升高。运动过程中，如果感觉眩晕、恶心、局部疼痛、极度疲劳，应立即停止活动。

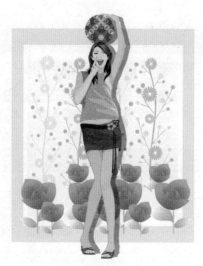

孕中期运动要"轻"

〖孕情记案〗

　　一眨眼，阿丽已经怀孕3个多月了，她还是像以前那样做健美运动。但不知道怎么回事，同样的训练，现在做起来老是感觉不舒服，累得不得了。

〖诊情解答〗

　　怀孕中期是相对稳定期，可适度地进行体育锻炼，游泳、球操、跳慢舞都是可行的运动项目。

　　随着胎儿的发育，日渐增大的腹部不再很好地起到固定脊柱和胸廓的作用，因此，孕妈咪经常发生腰痛和坐骨神经痛，为了预防背部的这些毛病，增强体质，则必须进行适当的体育锻炼。游泳是国外一些专家提出的怀孕新理念，它能改善心肺功能，增加身体的柔韧性，增强体力，大大促进孕妈咪的血液循环，因为母体的血液不但负责运送胎儿发育所需的营养物质，还能将胎儿排出的废弃物排出。孕妈咪在地面上不能进行激烈运动，但在水中可以不增加身体负担来锻炼腰腿部的肌肉，在水中潜游还可以增加肺活量，使分娩时的孕妈咪易于长时间憋气用力。

　　但孕妈咪也要选择正确合理的时间进行游泳练习。最佳的游泳时间是在怀孕5～7个月时，因为胎儿这时候着床已经稳定，各器官生长到位，生理功能开始发挥作用。孕晚期，为避免羊水早破和感染，应停止游泳运动。孕妈咪应该选择仰泳，在水中漂浮、轻轻打水都是不错的锻炼姿势，可以缓解腰痛；另外，训练时不宜剧烈动作，避免劳累。

　　但并非每个孕妈咪都适宜游泳，曾有流产、早产、死胎史或患心、肝、肾脏疾病及有妊娠高血压症、阴道流血的孕妈咪不宜进行游泳训练。

　　怀孕中期一定要根据自己的情况来做运动。除了游泳，还可以做一些轻微的活动，比如跳舞、玩健身球。孕中期的体重增加，身体失衡的情况孕妈咪还未完全适应，这个时候切记不要做爬山、登高、蹦跳之类的平衡运动，以免发生意外。

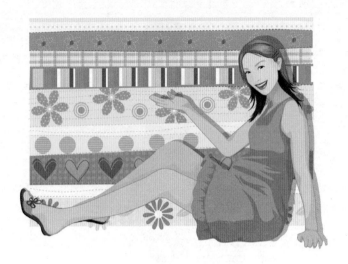

孕晚期运动要 "缓"

〖孕情记案〗

　　怀孕8个月了，阿丽来医院做定期检查，顺便询问了这个阶段的运动注意事项。

〖诊情解答〗

　　怀孕8个月以后，孕妈咪肚子明显增大，身体笨重，行动不便，有的孕妈咪还出现下肢浮肿以及血压升高等情况，这时应尽量减少体力劳动，不要干重活。随着怀孕月份的增加，肚子逐渐凸出，使身体的重心向前移，孕妈咪的背部及腰部的肌肉常处在紧张的状态。此外，增大的子宫对腰部神经的压迫，也是造成腰背疼痛的原因。

　　这时候运动的目的是舒展和活动筋骨，以稍慢的体操为主。比如简单的伸展运动：坐在垫子上屈伸双腿；平躺下来，轻轻扭动骨盆等简单动作。这些运动能加强骨盆关节和腰部肌肉的柔软性，既能松弛骨盆和腰部关节，又可以使产道出口肌肉柔软，同时还能锻炼下腹部肌肉。每次做操时间在5~10分钟就可以了。

　　另外，孕期瑜伽对于分娩时调整呼吸很有帮助，而一些棋类活动也能够起到安定心神的作用。

　　在孕晚期，孕妈咪练习瑜伽可以增强体力和肌肉张力，增强身体的平衡感，提高整个肌肉组织的柔韧度和灵活度，同时刺激控制荷尔蒙分泌的腺体，加速血液循环，还能够很好地控制呼吸。练习瑜伽还可以起到按摩内部器官的作用。此外，针对腹部练习的瑜伽可以帮助产后重塑身材。孕妈咪练习不同的瑜伽姿势，必须以个人的需要和舒适度为准，因为瑜伽的练习因人而异，必须与人的身体状况协调。练习时如有不适感，可以改用更适合自己的练习姿势。

　　临近预产期的孕妈咪，体重增加，身体负担很重，这时候运动一定要注意安全，本着对分娩有利的原则，千万不能过于疲劳。在运动时，控制运动强度很重要：脉搏不要超过140次每分钟，体温不要超过38℃，时间以30~40分钟为宜。不要久站久坐或长时间走路。

孕期生活

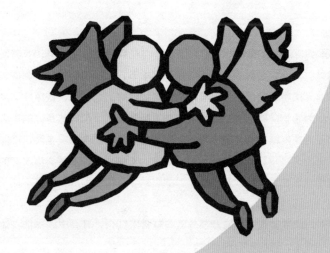

第一节 孕妈咪的科学生活调理

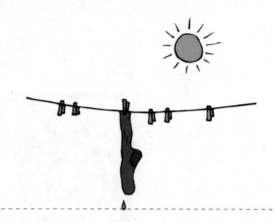

〖孕情记案〗

　　好不容易怀上了小宝宝，陈星很是高兴。但同时又怕自己不能照顾好自己，影响到宝宝，所以来咨询在孕期日常生活方面的常识，想要了解需要注意和防范的事宜。

〖诊情解答〗

　　进入孕期，孕妈咪要负担起两个人的重大责任，当然要辛苦很多了。尤其是在日常生活方面，需要注意的事情很多。

孕期衣着

　　孕妈咪服装的理想标准是能有助于自己纠正膨胀的外形，衣着既美观富有时代感，又不紧缩身体。因此，孕妈咪服应该依据不同季节，选择不同的质料制成，其式样应该符合从肩以下宽松、无腰带、便于洗涤。孕期提倡穿弹性好的连裤袜，避免穿环形袜带以及圆口松紧的长筒袜，因为它们防碍下肢静脉回流，加重静脉曲张。孕妈咪身体的重心发生前移，常常需要改变身体姿势才能维持身体的平衡，此时孕妈咪穿鞋要考虑安全性，不能穿高跟鞋或容易脱落的凉鞋。因为穿高跟鞋会增加腰和后背肌肉的支撑力量，加重姿势改变的程度而导致背痛和疲倦。许多平底鞋缺乏支托作用，走路时的震动会直接传到脚上，也不便于行走，同样会造成疲倦、腿痛、背痛的情况。

　　孕妈咪的鞋最好是脚背部分能与鞋紧密结合，具有牢固支撑身体的宽大后跟，鞋后跟高度在2～3厘米，鞋底带有防滑纹。

孕期睡眠

　　孕妈咪最好的休息形式即是睡眠，通过适当的睡眠解除疲劳，使体力与脑力得到恢复。如

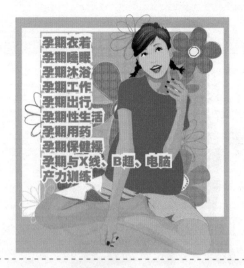

果睡眠不足，可引起疲劳过度、食欲下降、营养不足、身体抵抗力下降，增加孕妈咪和胎儿感染的机会，造成多种疾病发生。但睡眠时间长短因人而异，有的人仅睡5~6小时即可恢复体力与精力，有的人则需更多的时间。一般来说，正常人需要8小时的睡眠，孕妈咪因身体发生一系列特殊变化，易感疲劳，可适当延长1小时，或至少应有8小时。

怀孕晚期，为保持精力充沛，孕妈咪还应在中午坚持1小时左右的午睡。如无条件者，至少也应卧位休息半小时。孕妈咪每日工作时间不应超过8小时，并应避免上夜班。

孕期沐浴

桑拿会导致孕妈咪血容量不足，易造成孕妈咪血压偏低而休克，所以孕期不要去洗桑拿。

温泉中含有的硫磺对胎儿有无影响尚属未知，但无论是洗桑拿还是泡温泉，都易使孕妈咪滑倒而造成流产。所以，奉劝孕妈咪们为了生育一个健康的宝宝，孕期宜谨慎从事，不可为了一点享乐而大意。

怀孕2个月内进行热水浴者或蒸汽浴，所生婴儿发生神经管缺陷（如无脑儿、脊柱裂）的几率比未行热水浴或蒸汽浴者大约多3倍。因此，孕期适宜采用35~38℃的温水洗浴，每次时间不超过15分钟，避免胎宝贝受热；不宜洗盆浴，以免脏水进入阴道，以淋浴为好。

孕期工作

女性在怀孕期，常会出现一些心理上的变化，觉得工作的压力非常大，常担心自己能否再胜任原来的工作。其实除了一些特殊职业的女性在孕期需要调换工作外，其他的多是由于心理压力造成的。只要经过一段时间的调理，适当地减少工作量，孕期女性是可以照常工作的。但注意不可参加过重过于劳累的工作，而且应当定期做产前检查。

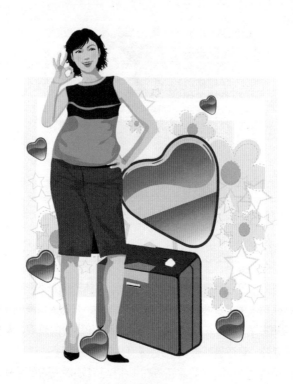

孕期出行

怀孕后只要身体状况允许，适当的出行也是可以的。在节假日，到空气清新、风景秀丽的地方去进行休闲活动，对孕妈咪很有好处。

但是不要作远距离的长途旅行，交通工具的选择也尽量选择舒适的方式。坐汽车的，要系好安全带，尽量把座椅调节靠后，并在腰后方放一个靠垫；旅途中如果觉得辛苦，可以随时停车下来活动一下，还要注意不能长时间窝着肚子。

坐火车旅行的话，尽量选择舒适的卧铺，一定要是下铺。另外列车开动后，在火车上行走一定要注意安全，以防相撞和因晃动而摔倒。

在孕早期和怀孕8个月以后，是不建议坐飞机的。后者是多数航空公司有明确的法律规定，禁止怀孕满32周以上的孕妈咪乘坐飞机。孕早期，长途旅行尤其容易造成流产，因此孕妈咪在选择出行工具上一定要仔细考虑。

在预产期的最后一个月里，注意活动范围不要离预定的医院太远，防止有意外发生。

尽管外出散步对孕妈咪和胎儿都有好处，但还是要注意减少不必要的外出次数，在购物方面要尝试高效的购物方式，先列出购物清单再行动。孕妈咪提重物也是被禁止的，所以家里需要购买的东西，建议两个人集中一起完成，必须孕妈咪自己去买东西的时候，最好能背一个双肩包，避免使用手臂向下的力量。

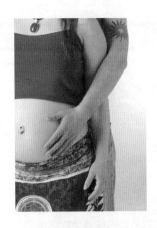

孕期性生活

夫妻身体健康者，一般性行为对胎儿发育无不良影响，但有过早期流产史者此时应尽量避免性生活。怀孕头3个月因生理上的变化和激素的改变，女性可能有疲乏感，常出现恶心、呕吐、食欲不振等早孕反应，此时可能性欲不强，更需要的是来自老公的关怀和照顾。

怀孕后期已临近分娩，孕妈咪腹部高高隆起，必定会产生沉重感和不适感，睡眠不好且容易疲劳，需要多休息。因为怕影响胎儿的正常发育和分娩，也会加重孕妈咪的心理负担，因此在怀孕后期应终止性交，以免造成不良影响。

孕期用药

孕妈咪怀孕期用药要十分小心，特别在怀孕头3个月用药要特别谨慎，要根据胎儿生命不同发育阶段，选择不良反应少、副作用小的药物。由药物引起的胎儿损害或先天性畸形，一般多发生在怀孕的头3个月，特别是前八周内最为突出，所以在这期间凡有可能引致胎儿畸形及流产的药物都应禁用。

在整个怀孕过程中，用药要权衡利弊，尽量选用对孕妈咪及胎儿安全的药物。在整个怀孕过程中，即使对母体无害的药物，对胎儿也可能会产生损害。因此，在给孕妈咪用药时，要考虑与权衡所患的疾病与药物或能导致胎儿伤害之间的轻重与利弊，如非必需，应尽量不用。选用适当的剂量和用药的时间，用药时间宜短不宜长。对孕妈咪来说，由于血流动力学改变，内分泌的调节以及代谢的变化使孕妈咪对药物的作用比较敏感。对胎儿来说，大剂量长时间应用肯定比短时间小剂量应用的危害要大。

经常测定孕妈咪血浆中的药物浓度，以便及时调节剂量。这样既可使器官获得有效的药物浓度，又可保证胎儿体内的药物浓度不至太高。应当尽量避免应用新药。凡属于临床验证的新药，以及疗效不肯定的药物都不要用于孕妈咪。

对子宫有收缩作用的药物如催产素、垂体后叶素、麦角胺及麦角新碱等，应禁止使用。

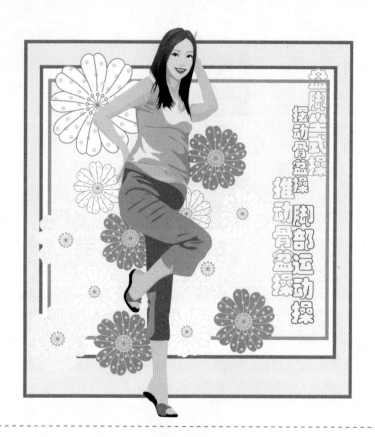

孕期保健操

怀孕期间保健操应在医生的认可下才能进行。下面是几种简单易行的孕期保健操。

摆动骨盆操：目的是加强骨盆关节和腰部肌肉的柔软性。仰卧、双腿直立，双膝并拢。双肩紧靠床上，双膝带动大小腿向左右摆动，像用双膝在空中画半圆，动作要慢，要有节奏。左脚伸直，右膝直立。右腿膝盖慢慢向左侧倾倒。待膝盖从左侧恢复原位后，再次向左倾倒，反复多次后，再换另一条腿做同样的动作。运动时间最好安排在早晚，各做5～10次。

推动骨盆操：目的是松弛骨盆和腰部关节，使产道出口肌肉柔软，强健下腹肌肉。

脚部运动操：目的是通过踝关节和脚尖的活动来增强血液循环，并强健脚部肌肉。坐在椅子上，脚和地面垂直，双脚并拢，脚心平放。脚尖使劲上翘，待呼吸一次后再恢复原状，以后又重复做。将一脚放在另一腿上，上面腿的脚尖慢慢上下活动。然后再换另一条腿，动作同上。每次活动3分钟左右。

盘腿坐式操：目的是通过伸展肌肉，可以松弛腰关节。盘腿而坐，精神集中，背部挺直，双手轻放膝盖上。每呼吸一次，手就压一次，重复进行。按压时须用手腕向下按膝盖并一点点加力，让膝盖尽量接触床面。每次各做5分钟左右。

孕期与X线、B超、电脑

X线是一种波长很短穿透能力很强的电磁波。对孕妈咪来说，如过量接受X光照射，在怀孕的早期会导致胎儿严重畸形、流产及胎死宫内等。

超声检查是利用雷达技术与声学原理相结合，应用于临床医学的一种辅助诊断方法。20世纪60年代起我国已广泛应用于妇产科临床，用此诊断早孕，判断胎儿大小及胎方位，确定胎盘位置等。经几十年观察尚未发现致胎儿畸形。

进入网络时代，使用电脑非常普及，孕妈咪难免担心自己经常接触电脑会对怀孕产生影响。虽然目前尚无证据说明胎儿畸形与使用电脑直接相关，但在孕期还是尽量减少接触电脑的时间为好。

产力训练

产力在分娩时起着关键性的作用，平时产力的储备尤为重要。分娩时产力不足，易疲劳，造成胎儿娩出困难而导致难产。胎儿能否顺利自然娩出，除胎儿本身及产妇骨盆因素和精神因素外，产力是分娩时关键的因素，是促使胎儿及其附属物通过产道完成分娩的力量。

孕期进行产力储备训练，消耗了体内多余的热量，防止脂肪蓄积，增强了肌力和骨连接间的弹性，并促进血液循环，改善胎盘功能，减少了胎儿宫内缺氧状况，增加母婴新陈代谢。让胎儿在母体内感受到适当的震动使其有机会调整自身与脐带的位置关系，是减少胎儿宫内窘迫、降低新生儿窒息率的有效措施。同时孕期进行产力储备训练增强了产力，分娩时屏气有效、产力好，产程短，减轻了分娩的痛苦。

研究结果表明，孕期进行产力储备训练，可缩短分娩时间，减少产后出血，降低剖宫产率，有利于自然分娩，应予以大力推广。

在怀孕的早、中、晚期进行保健操训练，每天5~10分钟，产力储备直到临产。

评估训练结果的标准是：(1)临产前体重指数增长在生理范围内；(2)做吸气收腹运动时助手在腹壁可触及腹部肌肉的紧张；(3)屏气时肛门区放松有扩张感为有效。

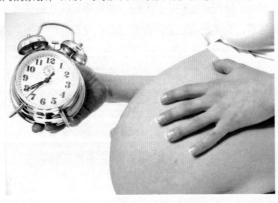

第二节 孕期身体部位护理

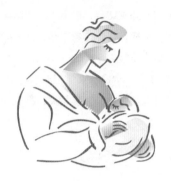

〖孕情记案〗

   小伟夫妻俩感情很好，他很体贴照顾妻子，尤其是在妻子怀孕以后。他很想为妻子分担怀孕的辛苦，但知道的相关知识并不多，所以来咨询，想了解在孕期妻子的身体需要做哪些护理。

〖诊情解答〗

   进入孕期后，孕妈咪的身体会出现很多变化，所以需要精心呵护。如果不注意，很可能对自身和宝宝产生不良影响，有些问题甚至可能留下后遗症，造成终身的伤害。

头发护理

   因为特殊时期，孕妈咪的皮肤十分敏感，为了防止刺激头皮影响到胎儿，孕妈咪要选择适合自己发质且性质比较温和的洗发水，怀孕前用什么品牌的洗发水，如果发质没有因为荷尔蒙的改变而发生太大的改变，最好继续使用。突然换用其他品牌的洗发水特别以前从未使用过的品牌，皮肤可能会不适应，造成过敏现象的发生。有些孕妈咪在怀孕时头发会变得又干又脆，那是因为头发缺乏蛋白质，如果使用能给头发补充蛋白质营养的洗发水和护发素，情况将得以改善。

   孕妈咪洗完头后，如何处理湿发呢？戴上吸水性强、透气性佳的干发帽，很快就可以弄干头发，淋浴后也能马上睡觉，还能防感冒。不过要注意选用抑菌又卫生、质地柔软的干发帽、干发巾；即便需要使用吹风机，也只能调到冷风挡，不能用吹风机紧贴着头皮吹头发。

   孕期头发护理要注意以下几点：用适合自己发质的洗发水清洗头发；用清水冲洗干净，将头发梳理整齐；对头发进行营养护理；按摩头皮促进头部血液循环。

眼睛护理

对于孕妈咪来说，眼睛的健康和未来宝宝的眼睛健康也有很大关系。那么孕妈咪该如何保护好自己的视力呢？专家指出，除了日常的眼保健外，营养的全面均衡对于孕妈咪保护眼睛健康也很有帮助。

孕妈咪的饮食与宝宝的视力发展有密切的关系，因此孕妈咪在怀孕期间不但要注意保护自己的视力和眼睛健康，还要注意饮食的均衡。孕妈咪要多吃富含胡萝卜素的食品以及绿叶蔬菜，要注意维生素和微量元素的补充。瘦肉、禽肉、动物的内脏、鱼虾、奶类、蛋类、豆类等，里面含有丰富的蛋白质，也要多吃。

口腔护理

女性怀孕后，会因体内增高的荷尔蒙引发牙龈充血、水肿、肥大，甚至发生炎症，尤其是怀孕头3个月和分娩前3个月更为加重。为预防这种情况发生，孕妈咪须比平时更注意口腔护理和保健，每天早晚各刷一次牙。

在餐后及时用漱口水漱口。刷牙时，可根据自己的情况选择牙膏。如果有龋齿，应选用含氟牙膏；如果有牙龈出血、水肿，应选用能消炎止血的药物牙膏；如果因吃酸性零食过多引起牙齿过敏，可选用脱敏牙膏。在孕期，要经常去口腔科检查，彻底洗牙。如果患有龋齿、牙龈炎、牙周炎，应及早治疗。如果患口腔炎、口角炎，应充分摄取维生素B_2；牙龈出血者，要多吃富含维生素C的食物。

孕妈咪平时应多做上下叩齿动作，不仅能增强牙齿的坚固性，还可增加口腔唾液分泌量，其中的溶菌酶有杀菌、洁齿作用。

乳房护理

怀孕以后，由于孕妈咪体内孕激素水平增高，乳腺组织内的腺泡和腺管不断增生，乳房的皮下脂肪渐渐沉积，使乳房的外形有了很大的变化。为了乳房的健康舒适，再则为了美观挺拔，孕妈咪从怀孕起就要开始呵护自己的乳房。

文胸能给乳房提供可靠的支撑和扶托，通畅乳房的血液循环，它对促进乳汁的分泌和提高乳房的抗病能力都有好处，还能保护乳头不会受到擦伤。一般从怀孕第4个星期开始，孕妈咪就要开始注意佩戴文胸了，选择罩杯较大的文胸，这样有利于托起整个乳房。

在怀孕5个月后，应经常用清水擦洗乳头；如果乳头结痂难以清除时，还可先涂上植物油，待结痂软化后再用清水清洗，擦洗干净后涂上润肤油，以防皲裂。

由于刺激乳头可能会引起宫缩，因此一般在怀孕9个月以后进行乳房按摩会比较安全。按摩过程中可以软化乳房，使乳管腺畅通，有利于乳汁分泌。另外，刺激乳头和乳晕，还可使乳

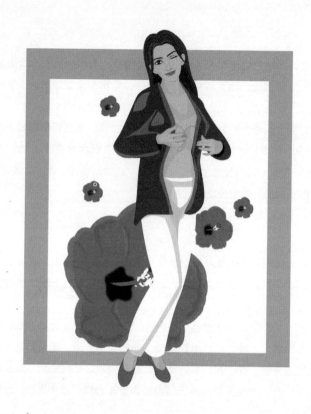

头的皮肤变得强韧，将来宝宝也比较容易吸吮。孕妈咪可以用手掌侧面轻按乳房，露出乳头，并围绕乳房均匀按摩，每日1次。

皮肤护理

孕期对皮肤的基础护理要做得一如从前尽心尽力。而孕妈咪最关心的护肤问题，一是孕期皮肤干燥粗糙、易生暗疮，二是不太好看的妊娠斑，还有一个重要问题就是妊娠纹。护肤时必须注意以下几点：

孕期的护肤品要选择只具有单纯滋润效果而不含其他功能的。如若担心护肤品的成分不好，不妨把纯净水和甘油按1∶5进行混合，再加上一点点的白醋就行了。尤其是在怀孕5个月后，皮肤会有些干燥、粗糙，孕妈咪可以选择使用乳液或面霜来进行皮肤保养。

怀孕还会让女人的脸上、身体上冒出不少的各种斑，有些是可以在结束生产后自然消失的。要让自己在产后恢复得不错，就要保证良好的睡眠，多吃含优质蛋白质、维生素B族、维生素C的食品。

孕妈咪身体各部分应随时擦油，擦油的作用是避免产后腹部及腿部留下难看的妊娠纹。尤其是腹部、臀部及大腿的上部等处。此外，托腹带也可以帮助孕妈咪对付最讨厌的妊娠纹。

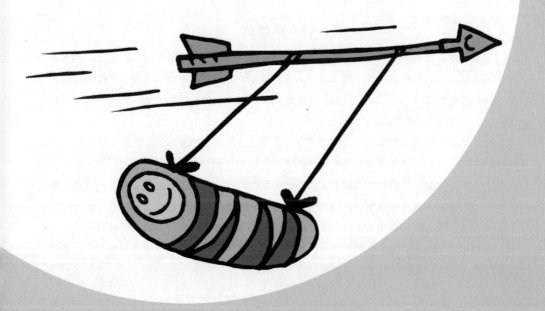

7

孕期胎教计划

第一节　胎教决定优育

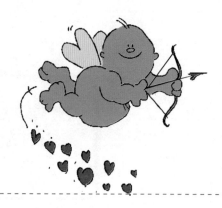

〖孕情记案〗

　　现在，越来越多的人提倡胎教，认为胎教对宝宝的先天发育和后天成长都很有利。但真正要实行的时候，他们却不知道要怎样做才有效。所以，来咨询这方面问题的人尤其多。

〖诊情解答〗

　　科学的数据表明，良好的胎教可以让宝宝出世后更聪明伶俐，身体更健康。关于胎教的相关知识，我们会在下面详细介绍。

什么是胎教

　　所谓胎教，就是通过调整孕妈咪身体的内外环境，消除不良刺激对胎儿的影响，并采用一定的方法和手段，积极主动地对胎儿进行训练和教育，以使胎儿的身心发育更加健康成熟，为其出生后的继续教育奠定良好的基础。胎教的内容包括孕妈咪的孕期保健、外界环境对孕妈咪的影响、孕妈咪的情绪波动。

　　即使是在科学高速发展的今天，还是有人会奇怪，深居妈咪腹中的胎儿对于外界既看不见又摸不着，怎么能接受教育呢？现代科学的发展已证明，胎儿不仅具有视觉、听觉、活动和记忆能力，而且能够感受妈咪的情绪变化。在怀孕期间，采取适当的方法和手段，有规律地对胎儿的听觉和触觉实施良性刺激，通过神经系统传递到大脑，可促使胎儿大脑皮层得到良好的发育，不断开发潜在能力，使一个优秀人才所具备的丰富想象力、深刻洞察力、良好记忆力、敏捷的思维能力和动手能力等在胎儿期通过胎教得到潜在的培养。古今中外的大量事实也表明，胎教对促进人类智商的提高是至关重要的。

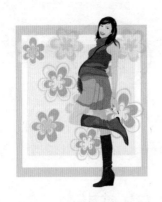

胎教成功的要素

神经生理学和心理学早已用实践科学地证实了学习本质是大脑的条件反射的建立。条件反射是出生后在非条件反射基础上，由外界给予的刺激信号与引起非条件反射的信号多次结合共同作用于大脑后逐步建立起来的。至怀孕中期以后，胎儿虽然有了某些感觉，但是受环境的限制是无法建立包括学习在内的各种条件反射的。如何进行胎教，如何做准父母？准父母应在准备要宝宝前或刚一怀孕就应进"胎儿大学"，学习如何进行孕期保健。 0～3个月婴儿保健及教育课应在孕期学习，以免宝宝出生后手忙脚乱。

胎教成功的秘诀，是相信胎儿的能力和对胎儿倾注"爱与耐心"。胎教的各种内容都是围绕一个目的，即输入良性信息，确保胎儿生存的内外环境良好，使胎儿在自然而然中、在无意识探索中健康成长。一切胎教内容都应当在胎儿清醒时进行，而填鸭式、拔苗助长式施教将适得其反。

175

胎教时间安排

胎教是一个循序渐进的过程，应该根据胎儿生理发育的特点，按照计划和步骤进行，切不能操之过急。

孕妈咪4个月前要做好胎教的准备工作，准备好胎教仪、胎教音乐磁带、胎教日记本等。

孕妈咪4个月起，按孕妈咪生活作息时间安排胎教，最好在早上起床后、午睡或下班后、晚上临睡前进行。

孕妈咪4～5个月，可给胎儿音乐胎教，每日2次，每次3～5分钟。

孕妈咪5～7个月时，可用两首乐曲交替轮流播放，父母还可以与胎儿讲话或唱歌，每日2次，每次5分钟。

孕妈咪在怀孕7个月后，先抚摸胎儿，也可用手轻压胎儿肢体或轻拍胎儿，告诉胎儿开始上课，每日3次，每次5～10分钟。早上讲故事或唱歌，午睡后或下班后听音乐或文字训练，晚上临睡前音乐训练和文字训练。

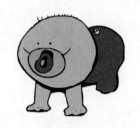

进行胎教的婴幼儿特点

受过胎教的宝宝有如下一些特点：

受过胎教的婴儿2个月时会发几个元音，4个月会发几个辅音，5~6个月发出的声音能表达一定的意思。

受过胎教的婴儿4个半月时能认出第一件东西，6~7个月时能辨认手、嘴、水果、奶瓶等。这样的婴儿能较早理解"不"的意思，早期学会服从"不"的宝宝更懂事、更听话。他还会较早学会用姿势表示语言，会做"欢迎"、"再见"、"谢谢"等动作，也能较早理解别人的表情，所以会显得特别聪明可爱。

经过胎教和早教的宝宝在9~10个月时，就会有目的地叫爸爸妈妈。受过胎教和早教的宝宝在20个月左右便能背诵整首儿歌，并且也能背数字。受过胎教的宝宝入学后成绩都比较优秀。但如果出生后不继续给予发音和认物训练，胎教的影响在6~7个月时就会消失。

婴儿出生2~3天就会用小嘴张合与大人"对话"，20天左右就会逗笑，2个多月就能认识父母，3个多月就能听懂自己的名字。

虽然婴儿在饥饿、尿湿和身体不适时也会啼哭，但得到满足之后啼哭便会停止。还由于受过胎教的婴儿感音能力较好，每当听到妈咪的脚步声、说话声就会停止啼哭。宝宝比较容易养成正常的生活规律。如在睡前播放胎教音乐或妈咪哼唱催眠曲婴儿就能很快入睡，宝宝满月后就能养成白天醒、晚上睡的习惯。

- -

胎教要注意哪些问题

实施胎教的时候一定做到以下几方面：

胎教的主要目的是让宝宝的大脑、神经系统及各种感官机能、运动机能发展更健全和完善，为出生后接受各种刺激、训练打好基础，使宝宝对未来的自然与社会环境具有更强的适应能力。

父母在准备怀宝宝之前，应从正规的专业单位及渠道学习一些有关儿童发展方面的知识，包括孕期心理卫生、儿童心理与教育学及胎教、早教的有关常识。这能使自己做到心中有数，保持冷静的头脑，善于识别和选择适合自己的方法。

无论哪种胎教方法，都有适宜的刺激方法和定时定量的问题。父母通过书报电视所了解的

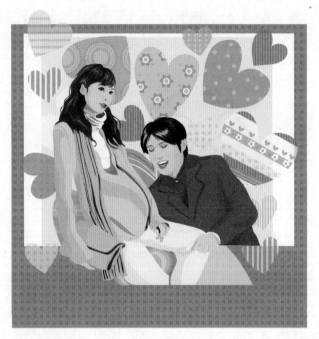

是一般的知识，具体实施胎教时还有些操作技术、技巧等问题，比如按摩胎教时的手法、按压的力度、所用的时间、胎儿的正常或异常反应等，还须在胎教专家、妇产科医生的指导下进行，以免发生意外。

胎教的配角——父亲的角色

孕妈咪是胎教的主角，而胎教中最重要的配角就是父亲。父亲在创造良好的胎教环境、调节孕妈咪的胎教情绪等方面发挥着重要作用。更为主要的是，父亲在与胎儿对话、给胎儿唱歌等胎教手段的实施过程中，将发挥无可比拟的作用。

所以，在胎教过程中，丈夫应倍加关心爱护体贴怀孕的妻子，让妻子时时感受到家庭的温暖。与妻子同听悠扬的乐曲，共赏优美的图画，经常陪伴妻子散步，到公园及户外去领略大自然的美景，使妻子心情欢快，情绪稳定地度过孕期。要把父爱带给腹中的胎儿。

优生学家认为，胎儿最喜欢爸爸的声音和爱抚。当妻子怀孕后，丈夫可隔着肚皮经常轻轻抚摸胎儿，胎儿对父亲手掌的移位动作能作出积极反应。也许是因为男性特有的低沉、宽厚、粗犷的声音更适合胎儿的听觉功能，也许是因为胎儿天生就爱听爸爸的声音，所以胎儿对这种声音都表现出积极的反应，这一点是妈咪无法取代的。

因此，丈夫平时可给怀孕的妻子朗读富有感情的诗歌散文，经常同妻子腹中的胎儿娓娓对话，哼唱轻松愉快的歌曲，给予胎儿不可缺少的父爱。这样做的同时，对妻子的心理也是极大的慰藉。

第二节　孕初期（1～3个月）的胎教

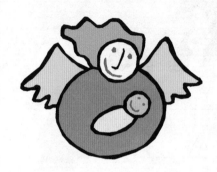

〖孕情记案〗

　　小云夫妇在大致了解了胎教的相关知识后，打算实行这个计划。他们找了一些资料来参考，但总觉得不放心。所以来咨询，想让我为他们制定一个科学可行的胎教方案。

〖诊情解答〗

　　怀孕第一个月的时候，大多数孕妈咪还不知道自己的体内已经有了新生命，加之这阶段没有明显的孕期反应，所以孕妈咪都不会太关注，但到了怀孕第3个月，胎教就要开始重视了。胎教其实是一个持续的过程，我们从怀孕初期就要开始。具体的有营养胎教、抚摸胎教、情绪胎教和音乐胎教等方面的内容。

环境胎教

　　孕早期胎教最重要的是给胎儿提供一个优良的环境，而胎儿所生活的环境包括孕妈咪的身体和父母生活、工作、居住、家庭气氛的环境。年轻夫妇在计划怀孕前就要开始学习环境安全知识，以利于优化环境，安心养胎。

　　好的心理环境也是优境养胎的重点。在制订怀孕计划时，孕妈咪与准爸爸就要有心理准备并开始有意识地进行心理调适，让双方的心态都更加平和、更加愉悦。不要大悲、大怒、大喜过望，要保证自己的身体健康和情绪愉快，夫妻感情稳定、恩爱，切实保护好孕育初期的胎儿，为日后宝宝的发育开个好头。

营养胎教

　　胎儿的大脑发育首先来自孕妈咪汲取的良好充足的营养，它是积极开展胎教的物质基础。只有丰富、均衡、恰当的营养，才能适应孕妈咪在怀孕期各个阶段生理上的变化。总之，孕妈

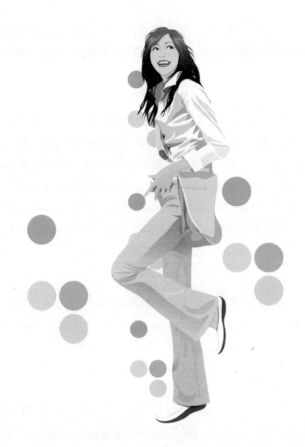

咪要多吃营养丰富的、较易消化的食物，要多安排清淡、可口的菜肴，以激起食欲。宝宝的营养需求来自合理而全面的营养，它们应当包括蛋白质、脂肪、碳水化合物、矿物质、维生素和水。蛋白质主要包括肉类、奶类、蛋类、鱼类。适当地增加热能的摄入量，孕早期食品中比未孕时略有增加就可满足需要。热能主要源于脂肪和碳水化合物。矿物质与维生素的供给则来源于奶类、豆类、海产品、肉类、芝麻、木耳、动物肝脏、花生、核桃等。维生素食品包括玉米胚芽、瘦猪肉、猪肝、鸡蛋、蔬菜、水果类。

情绪胎教

在孕早期，一方面，孕妈咪的身体素质和营养状况直接关系到胎儿的体质健康；另一方面，孕妈咪的文化修养、精神状态也会直接影响到胎儿。如果在这个时期，孕妈咪情绪过度紧张，会使胎儿发生畸形甚至流产，因此孕妈咪保持积极的情绪和良好的心态至关重要。孕妈咪的居室应保持宽敞明亮，整洁舒适，空气清新，冷暖适宜，更重要的是丈夫应该帮助妻子创造一个良好的胎教环境，激发妻子的爱子之心。家庭和睦，爱人体贴，父母关怀，邻居和同事关系融洽，工作之余听音乐、看小说、欣赏艺术作品，这些都可以使孕妈咪精神愉快，情绪稳定。腹内胎儿受孕妈咪情绪的感染，会悠闲自得，舒展安静，为其健康地发育成长打下良好的基础。

联想胎教

怀孕的第3个月是胚胎发育和各器官形成的重要时期，胚胎迅速成长，人体的主要系统和器官逐渐分化出来。但是孕妈咪由于生理功能的变化，很容易心情烦躁，不能很好休息。联想胎教使孕妈咪的心情平和，也可使胎儿向理想的方面发展。孕妈咪应多接受文学和艺术的熏陶，除了多听音乐外，还可欣赏美丽的风光，以及阅读优美的散文、童话等，还可以观赏动画片，以此陶冶情操，并对腹中胎儿的形体起潜移默化的作用。孕妈咪还要适度修饰自己，这样不仅可以弥补因怀孕而引起的形体、肤色的缺陷，还可以对胎儿进行美感的熏染。

音乐胎教

在孕早期，音乐是胎教的良好选择，根据怀孕的不同阶段选择不同的音乐曲目。宜听轻松愉快、诙谐有趣、优美动听的音乐，力求将孕妈咪的忧郁和疲乏消除在音乐之中。可以选听《春江花月夜》、《假日的海滩》、《锦上添花》、《矫健的步伐》等曲子。特别值得一提的是《春江花月夜》这支曲子，如果仔细体会这支和谐、优美、明朗、愉快的乐曲，就仿佛是置身于春光明媚、鸟语花香的大自然中。

孕妈咪最好不要听那些节奏很快的现代音乐。因为这类音乐节奏紧张激烈，声音刺耳嘈杂，会使胎儿躁动不安，容易引起神经系统及消化系统的不良反应，还会促使母体分泌一些有害的物质，对孕妈咪和胎儿都不利。

抚摸胎教

胎儿一般在怀孕后第7周开始活动。胎儿的活动是丰富的，有吞羊水、眯眼、咂拇指、握拳头、伸展四肢、转身、蹬腿、翻跟斗等；而且受到刺激后会作出各种反应。因此，这个时候孕妈咪不仅可以抚摸胎儿与其沟通信息、交流感情，还应当抚摸胎儿，帮助胎儿做"体操"。

抚摸方法：孕妈咪平躺在床上，全身尽量放松，在腹部松弛的情况下，用一个手指轻轻按一下胎儿再抬起。此时胎儿会立即有轻微胎动以示反应；有时则要过一阵子，甚至做了几天后才有反应。

抚摸时间：一般以早晨和晚上为宜，每次时间不要太长，5~10分钟即可。

注意事项：如果开始轻轻按一下时，胎儿"不高兴"，他会用力挣脱或蹬腿反射，这时就应马上停下来。过几天后，胎儿对妈咪的手法适应了，可再试一次。此时，当妈咪的手一按，胎儿就会主动迎上去作出反应。

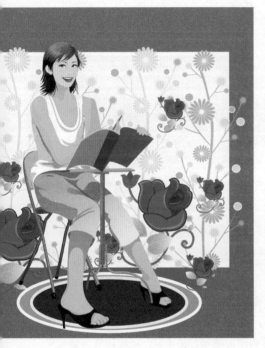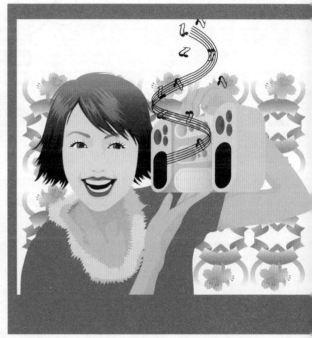

第三节　孕中期（4~7个月）的胎教

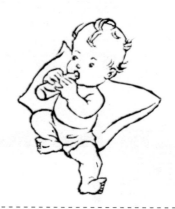

〖孕情记案〗

　　小云的怀孕记事进入到第29周了，她的胎教计划也实行了一段时间。现在，正是进入下一阶段的时候，这一阶段的胎教训练和初期又有所区别。

〖诊情解答〗

　　进入孕中期后，胎儿已发育成为一个有感觉、有意识、能活动的"小生灵"，他在妈咪的子宫内，对外界的声、光、触摸等刺激会产生反应。妈咪的思维和情绪所产生的神经递质，也能传入胎儿脑部，给胎儿神经细胞发育创造一个相似的递质环境。所以，从怀孕4个月起，孕妈咪要有针对性地汲取各种有益的信息刺激，以促进胎儿身心健康发育。

营养胎教

　　到怀孕第4个月时，早孕反应大都已经消失，孕妈咪们的食欲已恢复正常，不论吃什么都觉得非常可口。随着胎儿的增大，其所需的营养也随之增加。由于前一段出现的怀孕反应，孕妈咪的食欲不振，导致体内营养摄入不足，直接影响到胎儿正常的生长发育，所以怀孕中期的孕妈咪和胎儿都需要一定数量的维生素，只有均衡的饮食才能保证维生素的含量。铁的补充也不可缺少，因为铁是一种重要的矿物质，它的作用是用来生产血红蛋白（红细胞的组成部分），而血红蛋白的功能是确保把氧运送到全身各处的组织细胞。孕妈咪摄入铁不仅仅是为了自身需要和防治缺铁性贫血，而且还要将部分铁贮藏在组织中，以备胎儿需要时从这种"仓库"中摄取。因此，孕妈咪应该多吃一些富含优质蛋白质和铁元素的食物，如牛奶、瘦肉、鱼、猪肝、绿叶青菜、水果等。为了给胎儿的发育提供一个良好的环境，也为积极开展胎教提供有效的物质基础（即营养胎教），重视孕妈咪的营养是至关重要的。

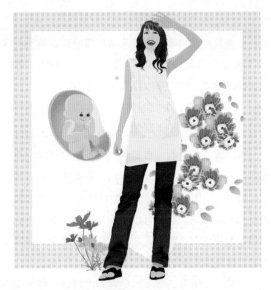

情绪胎教

　　孕妈咪的情绪会对胎儿产生影响，因此孕妈咪要保持心情舒畅，避免大的情绪波动。怀孕期间，可适当地参加一些有趣的谈话和社交活动，让情绪出现短暂的、适度的变化，给胎儿提供一些丰富的神经精神刺激。

音乐胎教

　　孕妈咪采取半卧式姿势坐在沙发上，选听一些宁静、优美、抒情的轻音乐。欣赏乐曲时，可以有意识地产生联想，比如想象春天大自然充满生机，想象一切美好的事物等。每天2～3次，每次20～30分钟。从孕20周起，可以使用胎教器。把胎教器放在腹部播放音乐，每日2次，每次5分钟。播放的音乐应重复进行，音量适中，不宜太大。

光照胎教

　　从孕妈咪怀孕第4个月起，胎儿对光线已经非常敏感。医学临床在对孕妈咪腹壁直接进行光照射时，采用B超探测观察可以见到胎儿出现躲避反射、背过脸去，同时有睁眼、闭眼活动。这说明在胎儿发育过程中，视觉也在缓慢发育，并具有一定功能。

　　此时可进行视觉功能训练。

　　操作方法：可用1号电池的手电筒，一闪一灭直接放在孕妈咪腹部进行光线照射，每日1次，每次1秒钟，并记录胎儿的反应。进行视觉训练可促进视觉发育，增加视觉范围，同时有助于强化昼夜周期，即晚上睡觉，白天觉醒，并可促进动作行为的发展。

抚摸胎教

孕妈咪平卧在床上，全身放松，用手在腹部来回抚摸胎儿，每天2~4次。抚摸时可用手指轻压或轻拍胎体，胎儿渐渐会作出反应，如身体移动、手足转动、踢脚等。轻柔地抚摸和拍打，等于每天进行胎儿体操，对增进胎儿身体发育是有益的。

对话胎教

父母的学识、礼仪、情操等，都对胎儿有影响。父母通过话筒，用优美的语言与胎儿进行对话，可以促进胎儿大脑的发育。特别在孕晚期，胎儿具有听觉和感觉的能力，能对妈咪的言行作出一定的反应，而且能在脑子里形成记忆，出生后熟悉父母的说话声音。

对话胎教要求父母双方共同参与，父母可以给胎儿起一个中性的乳名，经常呼唤，使胎儿牢牢记住。如此，婴儿出生后哭闹时再呼其乳名时，婴儿便会感到来到了子宫外的崭新环境并不陌生，而有一种安全感，很快地安静下来。

同时，父母要把胎儿当作一个懂事的孩子，经常和他说话、聊天或唱歌谣给他听。这样，不仅可以增加母婴间的感情，还能把父母的爱传递给胎儿，对胎儿的情感发育具有莫大益处。

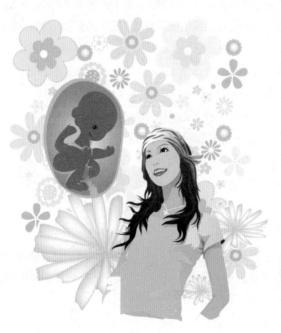
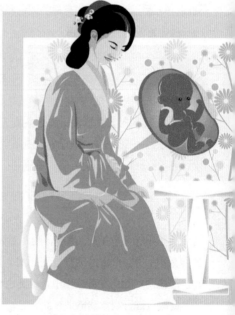

运动胎教

胎儿的生命也在于运动。胎教理论主张适当、适时地对胎儿进行运动刺激和训练，也就是说，要适时适当地进行一些"体育"胎教，促进胎儿的身心发育。

在怀孕3~4个月后，可以适当对胎儿进行宫内运动训练。做法是孕妈咪仰卧，全身放松，先用手在腹部来回抚摸，然后用手指轻按腹部的不同部位，并观察胎儿有何反应。开始时动作宜轻，时间宜短，等过了几周，胎儿逐渐适应之后，就会作出一些积极反应。这时可稍加一点运动量，每次时间以5分钟为宜。

怀孕6个月后，就可以轻轻拍打腹部，并用手轻轻推动胎儿，让胎儿进行宫内"散步"活动；如果胎儿顿足，可以用手轻轻安抚他。如能配合音乐和对话等方法，效果更佳。

触觉胎教

孕24周以后，可以在孕妈咪腹部明显地触摸到胎儿的头、背和肢体。自此时开始，孕妈咪可每晚平卧床上，放松腹部，使胎儿在"子宫内散步"，做"宫内体操"。这样反复的锻炼，可以使胎儿建立起有效的条件反射，并增强肢体肌肉的力量。经过锻炼的胎儿出生后肢体的肌肉强健，抬头、翻身、坐、爬、行走等动作都比较早。但要记住，一旦胎儿出现踢、蹬的不安反应时，便应立即停止刺激，并轻轻抚摩，以免发生意外。

视觉胎教

胎儿的视觉较其他感觉功能发育缓慢。一般来说，孕27周以后胎儿的大脑才能感知外界的视觉刺激；孕30周以前，胎儿还不能凝视光源；直到孕36周，胎儿对光照刺激才能产生应答反应。因此，从孕24周开始，每天定时在胎儿觉醒时用手电筒(弱光)作为光源，照射孕妈咪腹壁胎头方向，每次5分钟左右，结束前可以连续关闭、开启手电筒数次，以利胎儿的视觉健康发育。但切忌强光照射，同时照射时间也不能过长。

性格胎教

孕妈咪的子宫是胎儿生活的第一环境，可以直接影响胎儿的性格形成和发展。在子宫内环境中，感受温暖、和谐、慈爱的气氛，胎儿幼小的心灵将得到同化，意识到生活的美好和欢乐，可逐渐形成胎儿热爱生活、活泼外向、果断自信等优良性格的基础；如果夫妻不和，家庭人际关系紧张，甚至充满敌意和怨恨，或者孕妈咪心里不喜欢这个孩子，时时感到厌烦，胎儿会感受到痛苦，这会成为孤独寂寞、自卑多疑、懦弱、内向等性格的基础。

因此，怀孕期间孕妈咪始终保持愉快和良好的情绪，生活在优美和睦的环境中，对即将出生的宝宝充满深深的爱。这些对将来孩子性格的形成无疑是非常重要的，同时，也是积极开展胎教的重要内容之一。

第四节 孕后期（8~10个月）的胎教

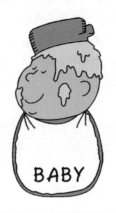

〖孕情记案〗

　　时间匆匆而过，小云的孕期已进入第8个月。由于家人的细心照顾和她自己的小心谨慎，一切都很顺利。胎教训练接下来进入到一个更新的阶段，虽然内容和孕中期差不多，但宝宝受到的影响将更明显，反应也更强烈。所以不管多么困难，都要坚持下去。

〖诊情解答〗

　　怀孕晚期，孕妈咪常常动作笨拙、行动不便。许多孕妈咪因此而放弃孕晚期的胎教训练，这样不仅影响前期训练对胎儿的效果，而且也会影响孕妈咪的身体与生产准备。因此，孕妈咪在孕晚期最好不要轻易放弃自己的运动以及对胎儿的胎教训练。因为，适当的运动可以给胎儿躯体和前庭感觉系统自然的刺激，可以促进胎儿的运动平衡功能。为了巩固胎儿在孕早期、孕中期对各种刺激已形成的条件反射，孕晚期更应坚持各项胎教内容。

营养胎教

　　孕后期是胎儿生长最快的阶段。这时，除满足胎儿生长发育所需要的营养素外，孕妈咪和胎儿的体内还需要储存一些营养素，因此对营养素的需求量增加。为了保证胎儿生长发育的需要，应增加每日进餐的次数和进食量，使膳食中各种营养素和能量能满足孕妈咪和胎儿的营养需要。膳食组成应多样化，食物感官性状良好，色、香、味俱全，食品的选择应根据孕妈咪营养需要并照顾其饮食习惯，应易于消化吸收。要养成合理的膳食习惯。一般说来，只要孕妈咪不偏食，食物的选配得当，只需适当增加一些副食的种类和数量，基本上可以满足营养需要。这时供给充足的蛋白质、磷脂和维生素可使脑细胞的数目增多，有利于胎儿智力发育。要注意少吃含能量高的食物，避免孕妈咪过于肥胖、胎儿过大。

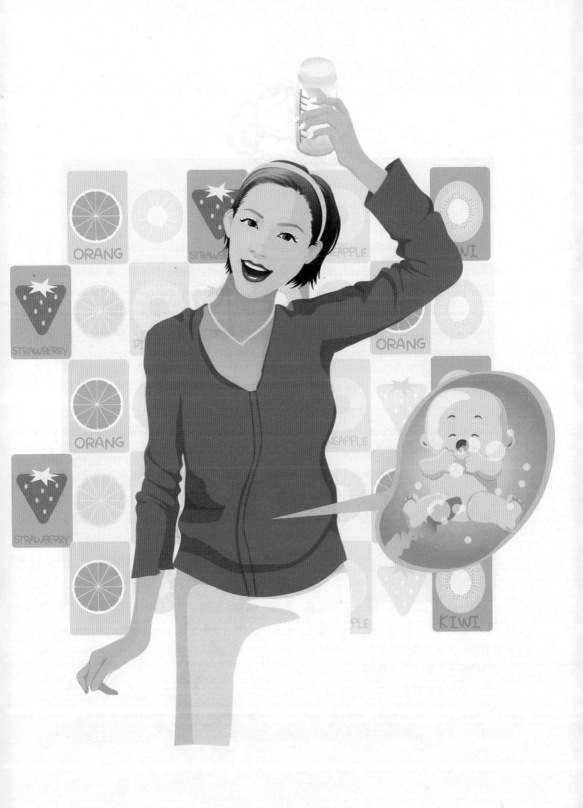

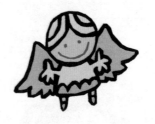

情绪胎教

到了孕后期，距预产期越来越近，孕妈咪一方面会为宝宝即将出世感到兴奋和愉快，另一方面又对分娩怀有紧张的心理。面对这一现实，孕妈咪要始终保持一种平和、欢乐的心态，认真做好孕妈咪的心理保健。

分娩前的心理准备远远胜过了学习各种知识及练习，许多准父母没有意识到他们面对的问题，因此一旦面对这些问题时就很无助。但是在医生的指导下，做过怀孕和分娩相关的心理准备后，他们便得到了更大范围的心理保护，这对胎儿也有极大的好处。

音乐胎教

孕妈咪很快就要分娩，心理上难免有些紧张，况且这时胎儿发育逐渐成熟，体重已达3~4千克，越来越笨重的身体会给孕妈咪带来许多不适。这时应选择既柔和而又充满希望的乐曲，如《梦幻曲》、《让世界充满爱》、《我将来到人间》，以及奥地利作曲家海顿的乐曲《水上音乐》等。《梦幻曲》是舒曼的钢琴套曲《童年情景》当中最脍炙人口的一支乐曲，柔美如歌的旋律，各声部完美的交融以及充满表现力的和声语言，刻画了一个童年的梦幻世界，表现了儿童天真、纯洁的幻想。

光照胎教

孕妈咪此时应该对胎儿进行光照胎教，当胎儿醒来（胎动）时，用手电筒的微光一闪一灭地照射孕妈咪腹部，以调节胎儿昼夜节律，即夜间睡眠，白天觉醒，促进胎儿视觉功能及脑的健康发育。光照胎教可选择在每天早晨起床前与每晚看完新闻联播及天气预报之后进行，以便日后养成孩子早起床、晚学习的好习惯。

只要胎教方法得当，完全能够生出一位智力非凡的婴儿，但并非光线刺激胎儿就一定会生出聪明的孩子。对胎儿而言，他最喜欢的亮度为透过孕妈咪腹壁进入子宫的微弱光线。也可以在晴朗的日子到公园散步。适量的光线和孕妈咪温柔的声音，对即将出生的胎儿而言是一种舒服的享受。

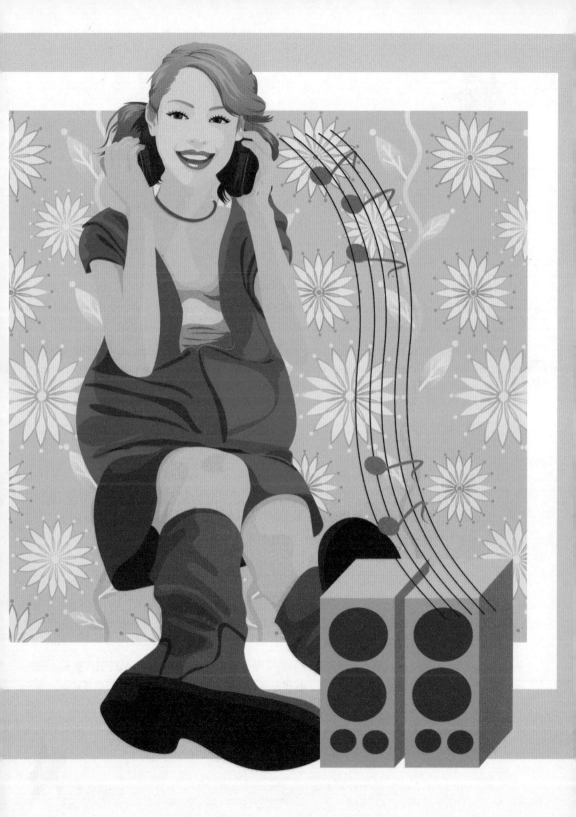

语言胎教

与胎儿对话是训练其听觉能力和建立母子（或父子）亲情的最主要手段。怀孕到8个月时，不仅可以在前7个月的基础上继续有计划地进行对话，还可结合实际生活中出现的各种事情，不断扩大对话的内容和对话的范围。

可以把生活中的每个愉快的生活环节讲给宝宝听，通过和胎儿共同生活、共同感受，使母子、父子间的纽带更牢固，并且为今后智力发展打下基础，使胎儿对父母亲和其他人有信赖、安全感，生活适应能力强，会感到人间的幸福。

触觉胎教

触摸胎儿是胎教的一种形式。怀孕9个月后，由于胎儿的进一步发育，孕妈咪本人或准爸爸用手在孕妈咪的腹壁上能清楚地触到胎儿的头部、背部和四肢。可以轻轻地抚摸胎儿的头部，有规律地来回抚摸胎儿的背部，也可以轻轻地抚摸胎儿的四肢。当胎儿可以感受到触摸的刺激后，会作出相应的反应。触摸顺序可由头部开始，然后沿背部到臀部至肢体，动作要轻柔有序，这有利于胎儿感觉系统、神经系统及大脑的发育。

触摸胎教最好定时，可选择在晚间9时左右进行，每次5～10分钟。在触摸时要注意胎儿的反应，如果胎儿是轻轻的蠕动，说明可以继续进行；如胎儿用力蹬腿，说明你抚摸得不舒服，胎儿不高兴，就要停下来。

视觉胎教

此阶段，胎儿各器官、系统发育逐渐成熟，对外界的各种刺激反应更为积极。例如，当用光源经孕妈咪腹壁照射胎儿头部时，胎头可转向光照方向，并出现胎心率的改变。定时、定量的光照刺激是这个时期的一个胎教内容。

抚摸胎教

父母都可以通过抚摸的动作配合声音与子宫中的胎儿沟通信息，这样做可以使胎儿有一种安全感，使孩子感到舒服和愉快。

此时，孕妈咪本人或准爸爸用手在孕妈咪腹壁轻轻地抚摸胎儿，可引起胎儿触觉上的刺激，促进胎儿感觉神经及大脑的发育。抚摸从胎儿头部开始，然后沿背部到臀部至肢体，动作要轻柔有序。如果胎儿对抚摸的刺激不高兴，就会用力挣脱或者用蹬腿来反应，这时，父母应该停止抚摸；如果胎儿受到抚摩后，过了一会儿才以轻轻的蠕动作出反应，这种情况可继续抚摸。抚摸可与数胎动及语言胎教结合进行，这样会收到更好的效果。

安产安养

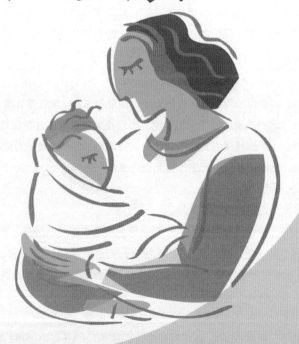

第一节　妈咪科学的自然分娩

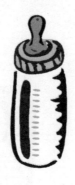

临产前准备

〖产情记案〗

阿琪怀孕已九个月，预产期越来越近了，她每天都在等待着预产期的到来，但阿琪不知道自己现在需要做些什么和准备些什么。

〖诊情解答〗

阿琪应该考虑，趁现在还方便上街购物，还是早点做好准备，以免到了临产时搞得匆匆忙忙。预产期越来越近时，提前为入医院生产作一些物质准备非常必要。

孕妈咪个人准备

心理准备：保持心情舒畅，精神放松。

环境准备：将坐月子用的卧室打扫干净，使空气流通，床铺整齐清洁。

个人准备：透彻洗澡，必须采用淋浴，不可用坐盆洗澡。注意保持外阴部清洁，每天用温水洗净外阴部。生产时需用力，会消耗体力，需增加水分和热量的摄取。

注意休息：活动适量减少，工作强度也应减弱。

准备好宝宝的必需品

这在怀孕九个月前就应当准备好。

衣物：应富于伸缩性和吸水力，一般以棉毛织品或布制品为宜。春秋季内衣5～6件，长裤2～3条，接涎巾5～6条，棉外套1件，毛线衣1～2件，线帽1顶，大衣3～4件，短袜1～2双，斗篷1件。冬季可再添柔软棉上衣1～2件，毛绒外套1～2件。夏季宜选用薄棉布或麻丝织品，长上衣，毛线衣，斗篷，外套等。

尿布与褓褓：尿布应多准备，3～4包，4天的分量。

被褥：褥子、床单各2条，以便轮换晒晾；被子1～2条，小被单1条，婴儿毛毯1条，毛巾被1条。

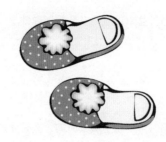

食具：母乳哺育者应准备奶瓶1~2个，用来喂水和果汁；吸乳器1个，洗瓶刷1个，奶嘴1个。牛奶哺育者应准备奶瓶1个，奶嘴1个，奶瓶刷1个，牛奶计量杯1个，消毒蒸锅1个。

洗澡用品：婴儿洗澡盆1个（最好买大一点，能较长时间使用），洗澡用毛巾2~3条，纱布手绢2条（洗脸洗头用），洗脸盆2个（分别盛洗澡水和冲洗水），浴巾2条（浴后包婴儿用），婴儿香皂1块，温度计1支（测洗澡水温），婴儿爽身粉1瓶。

去医院时，还需带住院押金、孕期检查记录本、身份证。

将住院物品放在一起，以便随时都可以拿起去医院。

此外，一个人不要走得太远，以免发生意外。严禁性生活，以免造成早产或产后感染。

产前运动

〖产情记案〗

29岁的安娜快要生了，但她只知道产后运动，认为那样可以帮助自己恢复怀孕前的健美身段，反而忽略了产前运动的重要性。怀孕期间也有人提醒她说，孕期最好不要做俯卧或仰卧运动，容易使关节囊和韧带松弛，临产前最好也不要做。她在预产期前来咨询：临产前能不能做运动？为什么有很多孕妈咪在做产前运动呢？需不需要请专业的人员帮助进行产前运动？

〖诊情解答〗

产前运动可减少阵痛时的疼痛，减少生产时情绪及全身肌肉的紧张，增加产道肌肉的强韧性，以便生产顺利，帮助缩短产程。最好在就寝前和早餐前做。运动前先排空膀胱。最好选硬板床或在地面上做，可穿宽松之衣服（解开带扣）。

一般常见的产前运动

腰部运动

目的：生产时加强腹压及会阴部之弹性，使胎儿顺利娩出。

动作：手扶椅背慢吸气，同时手臂用力，脚尖踮起，使身体向上，腰部挺直，使下腹部紧靠椅背，然后慢慢呼气，手臂放松脚还原，早晚各做5~6次。

腿部运动

目的：加强骨盆附近肌肉及会阴部弹性。

动作：以手扶椅背，右腿固定，左腿做360°转动（划圈），做毕还原，换腿继续做，早晚各做5~6次。

腹式呼吸运动

目的：阵痛时可以松弛腹部肌肉，减轻痛苦。

动作：平卧，腿稍曲，闭口，用鼻吸长气，使腹部凸起，肺部不动，吸气越慢越好，然后慢慢呼出，使腹部渐平下。每日早晚各做10~15次即可。

闭气运动

目的：在生产时子宫口开全后做，此运动可加强腹压，助胎儿较快产出。

动作：平躺深吸两口大气，立即闭口，努力把横膈膜向下压，如解大便状，平时在家练习时勿真的用力。每日早晚各做5~6次。

胸式浅呼吸运动（哈气运动）

目的：在生产时胎头会先娩出，做此运动可避免胎儿快速冲出，损伤婴儿或致产妇会阴严重裂伤。

动作：平躺，腿伸直，张口做浅速呼吸，每秒钟呼气1次，每呼吸10次必须休息一下，再继续做，早晚各做3~4次。

产前焦虑

〖产情记案〗

28岁的阿素即将临产，这本来是一件喜事，但阿素自己却怎么也开心不起来。阿素是独生女，从小受父母宠爱，结婚后又有老公宠着，这回要生宝宝了，她感觉自己的角色一下子难以适应。特别是她去有了宝宝的同学家串门，看到同学家宝宝哇哇地哭闹，同学忙得焦头烂额的时候，阿素马上想到自己以后也会这样，她就感到挺害怕。随着预产期一天天临近，阿素越来越感到焦虑，现在她总是想去看心理医生，调节一下心态。

〖诊情解答〗

调查显示，有98％的孕妈咪在怀孕晚期会产生焦虑心理。有些人善于调节自己的情绪，会使焦虑心理减轻；有些人不善于调节，心理焦虑越来越重。造成这种心理问题有多种原因：对胎儿性别的忧虑。城市人对生男生女大多能正确看待。但在人的潜意识里仍有某种对胎儿性别的好恶，或家人对生男生女比较在意，不知胎儿性别，心中难免不安。怕宝宝畸形。虽然做过

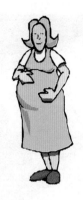

多次检查，但检查毕竟是通过机器和各种化验，有些胎儿存在健康问题不能查出，产妇对此感到焦虑，怕生个不健康的宝宝。

城市女性大多是初产妇，缺乏对生产的直接体验。从电视、报刊等媒体上又耳闻目睹了许多他人生产的痛苦经历，考虑到自己也将经历此过程，心中不免焦虑，担心宝宝出生后，自己的职业受到影响或家庭经济压力加大。

由于到孕晚期各种不适症状加重，如出现皮肤瘙痒、腹壁皮肤紧绷、水肿等，心中难免烦躁，易焦虑。患有妊娠高血压综合征、妊娠合并心脏病等产前并发症的产妇，由于自身健康存在问题，怕殃及胎儿，因此也易焦虑。

孕妈咪产前焦虑会对母体及胎儿造成直接的影响。焦虑还会使孕妈咪肾上腺素分泌增加，导致代谢性酸中毒引起胎儿宫内缺氧。焦虑还可引起植物神经紊乱，导致产时宫缩无力造成难产。由于焦虑，得不到充分的休息和营养，生产时会造成滞产。严重焦虑的孕妈咪常伴有恶性妊娠呕吐，并可导致早产，流产。孕妈咪的心理状态会直接影响到分娩过程和胎儿状况，比如易造成产程延长、新生儿窒息、产后易发生围产期并发症等。

产兆

〖产情记案〗

阿素怀孕39周了，紧张、焦虑、不安同时伴杂着期待的复杂心情，随着阿素的孕程进展而渐渐地变得沉重。阿素总是觉得上不来气，手和脚都胀得发疼了，有时阴道会有少量呈粉红色的黏液或暗红色的血性分泌物流出，医生告诉她尚不需入院，继续观察即可。但她落红后就开始阵痛。阿素很担心，不是说39周已经足月了吗？她这个时期最想问的问题就是：什么时候会生呢？怎么知道自己要生了呢？在什么情况下要到医院呢？

〖诊情解答〗

产兆即分娩开始前出现的征兆，如子宫收缩、见红、破水等。如果出现产兆，应及时到医院去，等待分娩的到来。

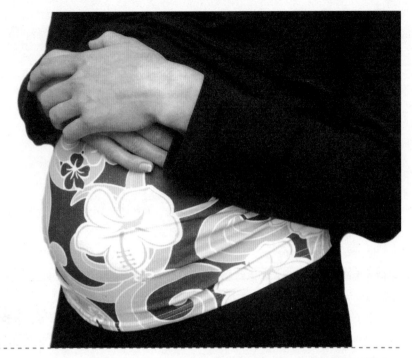

在准备自然分娩前，必须先排除剖宫产之适应症：如前置胎盘、胎位不正、前胎剖宫产、巨婴症或母亲骨盆狭小等。事实上，当孕妈咪在产检时，妇产科医师会预先让她们知道能否尝试自然生产。生产多在怀孕后的37~42周内发生；预产日当天生产只占8%，所以当进入第37周时，就须注意了。自然生产来临前，子宫先有不规则收缩，又称为"假阵痛"，一般约在怀孕8个月后开始出现，其阵痛强度不大，当孕妈咪卧着或坐下休息后便会消失，这种是正常的现象，所以不必担心。但当子宫收缩强度越来越明显，不管卧着、睡着和坐着都同样发生，并且阵痛间隔也开始变得规则，那就代表子宫在提示分娩的时刻快到了。

另外，孕妈咪住院的时机非常重要，因为太早入院待产，无形中会让孕妈咪及其家属产生产程过长的错觉，进而要求剖腹生产。但是如果太晚入院则会造成医护人员手忙脚乱，在没有妥善的处置下就生了，在匆忙中有时会忽略了一些重要的事项而增加孕妈咪及胎儿的风险。第一胎的产程通常会比较长，痛个两三天才生是司空见惯的。如果医师评估没有很快就会生的话（没有破水，子宫颈扩张未达3~4厘米），一般会建议孕妈咪回家等待，这时就要注意前面提及的几项产兆。几乎所有的医院都具备了生产须知的卫教单，建议近临盆的孕妈咪们详细地看一看，甚至留一份在身边。多一分的准备就有多一分的安全感，减少一分的焦虑及不安。

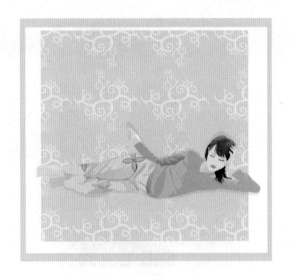

规律性阵痛

〖产情记案〗

阿素是18号一大早见红的，她的肚子就像痛经一样隐隐地，时有时无。19号，她出现宫缩，很轻，而且很不规律，就这样又过了一天。20号，阿素去医院做宫缩监测，结论是：无规律宫缩。阿素问医生，什么时候能生。医生说，看样子还要几天。阿素当时就要求出院回家，被医生拒绝。21号凌晨4点左右，阿素有较强宫缩出现，大约一小时才一次，然后慢慢变快。

〖诊情解答〗

一般而言，规律性阵痛10分钟出现3次，才算是正常。初产妇（第一胎的孕妈咪）在子宫颈已开了约2厘米，就可进入待产室准备；而经产妇（曾经阴道生产的孕妈咪）则于出现规律性阵痛时才可进入。

当然，有些特殊情况可考虑提早住院，如早破水、阴道大量出血、怀孕未足月或子宫收缩强烈等。正式规律性阵痛的约一周内，阴道可能会出现少量出血，常被称之为"见红"；这种情况不用处理，只是由于子宫颈有轻微扩张而造成血管破裂所致，应耐心等候规律性阵痛出现。孕妈咪若感到子宫正在规律性收缩，坐和站立都是一样明显时，就该到医院检查了。

到达医院后，医师会在阵痛时为孕妈咪肛查内诊，如此能更加了解胎位、子宫颈扩张程度、子宫颈厚度、子宫颈硬盘、胎头下降程度、有否破水和母亲骨盘腔宽窄情况等。这些检查是必要的，有些孕妈咪可能会感到有点不舒服，但此内诊检查会迅速完成，当胎头连续下降时，不适的感觉便会逐渐减缓。接着就是进行胎宝宝监视检查：助产人员将监视胎宝宝的心跳及子宫收缩情况。若确定需要住院，孕妈咪会被安排更衣、灌肠及会阴准备，然后住院待产。

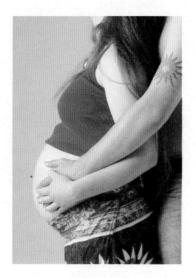

进入待产室

〖产情记案〗

　　阿素想知道，快要生宝宝之前，是不是要孕妈咪一个人先进入待产室；如果老公陪产的话，是不是只有等待宫口全开、开始生产的时候，医院才允许老公来陪产。

〖诊情解答〗

　　进入待产室算是孕妈咪最紧张时刻的开始，此过程可分为潜伏期与活跃期。潜伏期较长而阵痛较轻，当潜伏期结束后进入活跃期，孕妈咪阵痛感觉会更加强烈，甚至有受不了的情况，常吵着要求剖宫生产。此时，医师会给予一些注射，帮助孕妈咪熬过这段痛苦的时刻；若情况许可，可施行无痛分娩麻醉，减低产痛程度。

　　产程的长短是因人而异的。初产妇比经产妇的产程长，胎宝宝的位置也会影响产程，如胎宝宝的脸是朝着妈咪肚子的方向时，待产时间则较久。当然产妇的骨盆宽窄度也是一个重要因素。当开始待产时，医师及护士们每隔一小时左右为产妇内诊，在活跃期或子宫颈快全开时，检查次数会逐渐增多，目的是要了解产程进度，做好适当之处理。若一切顺利，初产妇在子宫颈全开（约10厘米）及胎头下降后可送至分娩室准备分娩；经产妇因产程较快，送入分娩室的时间会稍微提早。

　　每个医院的规定不一样，一般待产室可以陪护，但是进了产房，就靠自己了，不过没有丈夫陪护的时候孕妈咪的表现要更坚强，而且一定要相信自己相信宝宝。现在医疗水平这么高，生宝宝不属有难度的手术，大可不必给自己增添精神压力。

　　由于绝大部分孕妈咪都在医院生产，对于产房这种重要但陌生的地方，如果多些认识，孕妈咪们就可以更安心地待产并进入产程。

分娩产程

〖产情记案〗

　　大多数孕妈咪对生产过程知道不多而常来咨询。如果能在生产前就做好准备与练习，并多跟医师沟通，是头胎孕妈咪生产知识的重要来源。这样一来，既可以减少孕妈咪的种种疑虑，也降低危险发生的机会，有助于产程的顺畅。

〖诊情解答〗

　　孕妈咪被送进分娩室后，会被安排躺在产床上，双腿要分开并固定在两旁的踏板上；接着，护士会替孕妈咪进行会阴消毒及覆盖无菌手术单，然后正式准备生产。分娩的全过程共分为3期，也称为3个产程。

　　第一产程：即宫口扩张期。指从规律宫缩开始到宫口开全，初产妇为12～16小时，经产妇为6～8小时。此期，子宫有规律地收缩，宫口逐渐扩张，孕妈咪常有腰酸及腹部下坠感。第一产程中，孕妈咪应注意休息，可以吃一些易于消化而营养丰富的食物，定时大小便，以防影响胎头的下降。宫口开大3厘米之前，可在待产室随便走走；宫口开大3厘米之后，以侧卧于床上左侧为好，以免膨大的子宫压迫下腔静脉，影响胎盘的血液供应。

　　第二产程：即胎儿娩出期。指从宫口开全到胎儿娩出，初产妇一般为1～2小时。此期宫口已开全，胎膜已破，宫缩持续时间延长达50秒至1分钟，间歇1～2分钟，再次宫缩时出现排便感。此时应深吸一口气，努力向下屏气，以增加腹压，协助胎儿娩出。产房的医师或护士们会要求孕妈咪在阵痛时用力，尽量将胎宝宝从阴道推出。经过一番的努力后，宝宝终于要诞生了！在胎头冒出来之前，医师会对会阴很紧的孕妈咪注射局部麻醉剂，并剪开会阴，此可避免伤口不规则性裂开而影响将来愈合。胎儿娩出后孕妈咪会突然感到轻松。胎头将慢慢地娩出，医师会小心保护胎宝宝，不缓不急地控制生产速度。胎头全部娩出后，须马上用橡皮管把胎宝宝的口腔内的分泌物吸干净，让宝宝呼吸顺畅。脐带约在胎宝宝身体娩出后30秒内剪断，然后把宝宝放置在有保温设备的婴儿床上，继续处理及清洁。

　　第三产程：即胎盘娩出期。指胎儿娩出到胎盘排出的过程，一般不超过30分钟。胎儿娩出后，宫缩暂时停止，不久又重新开始，促使胎盘排出。此时孕妈咪只需稍加腹压即可。胎盘娩出后，孕妈咪可放松休息，接生人员必须检查胎盘胎膜是否完整，产道有无裂伤，并进行相应的处理。此时便完成了分娩的全过程。

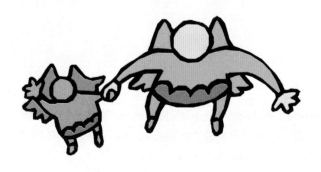

助产方式

〖产情记案〗

　　年轻的孕妈咪怀孕后，普遍会对分娩时的医疗处理心存恐惧，许多孕妈咪因对产情不了解，所以会产生临产心理紧张。在咨询中，问得最多的是医生如何保证生产时的安全与助产、接生方式，自己在分娩时会遇到什么样的状况，医生会采用什么样的医疗处理措施，这些医疗处理对自己今后的身体健康是否有负面影响，医生的处理方案是否该信任，自己该接受还是应该拒绝。

〖诊情解答〗

　　开始接生前，医生对孕妈咪外阴按规定消毒，全部接生过程都需坚持无菌操作。医生会根据母婴的全面情况，采用不同的接生技术。

　　第一产程（宫颈扩张期），医务人员会观察子宫收缩、胎心、宫颈扩张及先露下降的情况，注意血压，鼓励孕妈咪少量多次进食、饮水，定时排尿，可给予温肥皂水灌肠。

　　第二产程，为宫口开全到胎儿娩出之间的时间，若宫口开全而胎膜未破，可行人工破膜。正常头位分娩时，胎儿先露部位为头，自然分娩多无困难，关键是保护会阴。宫口开全后，孕妈咪在宫缩时用屏气动作增加腹压，以助胎头下降和娩出，胎头下降至阴道外口时，接产者应协助胎头俯曲，使胎头以最小径线在子宫收缩间歇时缓慢地通过阴道口，胎肩娩出时也要注意保护会阴。胎儿先露部下降压迫骨盆底时，会阴充分扩张变薄，可利于胎儿通过。但如果保护不当极易造成裂伤，会阴裂伤后应及时修补。新生儿降生后，医生会及时用吸管吸净其口、鼻腔内的黏液，以保持呼吸道通畅。此时新生儿开始啼哭，大声啼哭提示呼吸道已畅通。消毒脐带后在距脐根0.5厘米处用粗丝线结扎，于离脐根1厘米处剪断，以无菌纱布包盖后用脐带布包扎。

　　第三产程为胎盘娩出期，此时应行胎盘助娩。胎儿娩出后，子宫体变硬，呈球状，宫底升高，兼有少量阴道出血，外露的脐带不再回缩，表示胎盘已剥离。助产者可用左手扶宫底，右手轻拉脐带，助胎盘娩出。娩出后检查胎膜是否完整。

　　接生完毕尚需观察1~2小时，孕妈咪子宫收缩良好，阴道出血不多时，接生人员才能离开。

分娩疼痛和镇痛方法

〖产情记案〗

人们常说"生孩子哪有不疼的"，即孕妈咪生宝宝就必须要忍受疼痛。生产对一个女人甚至整个家庭来说都是件"非常"大事，除了整个孕期漫长而辛苦的孕育，孕妈咪还要经历分娩的艰难蜕变，多了解些其中的知识是必要的。

〖诊情解答〗

分娩疼痛来自子宫收缩、肌肉紧张和畏惧、紧张。有些女性害怕分娩的原因是疼痛，这种担心会引起肌肉紧张，导致宫缩加剧和时间延长，这反过来又会加重疼痛。

对于分娩过程中的孕妈咪来说，了解一些应对分娩的技巧将会受益匪浅，从而很好地配合医生，减轻分娩时的疼痛。孕妈咪要对生产有正确的了解，清楚知道生产时可能会有的状况，通过之前的练习，当阵痛来临时，能有经验、稳定地实施各种呼吸放松技巧，使得肢体及心理放松，顺利完成生产大事。

目前有些医院已开始进行导乐式分娩，即由有经验的助产士一对一陪伴孕妈咪全过程，耐心细致的讲解和服务使孕妈咪精神和心理上有了支持。结果证明，这种方法能使产程缩短，手术时间少，出血少等等。也有不少医院有条件地允许丈夫陪伴，以使孕妈咪树立信心。

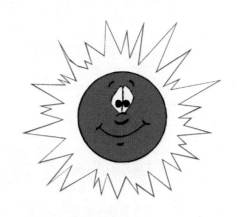

自然产的好处

〖产情记案〗

　　和其他孕妈咪一样，阿素起初对自己的分娩很担心，老有一种恐惧感，总是挣扎在幸福与焦虑之间，一方面体验着怀孕的特殊感觉，一方面又担心宝宝是不是不健康。这样的担心使许多本来可以自然分娩的女性选择了放弃。我告诉她，其实是不必要的。

〖诊情解答〗

　　对宝宝而言，经过阴道的自然生产与剖腹产的最大差别，在于经过产道的挤压对宝宝肺部的发展的影响。胎宝宝在生产过程经由产道的挤压及摩擦，可刺激胎宝宝的身体及神经，促进呼吸道内羊水的排除与吸收，使胎宝宝肺部顺利鼓胀起来，肺部迅速拥有良好的换气功能。

　　自然产的新生儿其免疫系统的活性较高，同时肠道障壁的保护也较好；剖腹产的婴儿其肠道菌落则容易失调，引发肠道疾病。此外，如果剖腹产时胎宝宝的成熟度不够，特别是剖腹产的周数过早，更容易有呼吸窘迫症候群的问题。

　　若孕妈咪在37周以下剖腹产，其新生儿罹患肺部疾病是自然产婴儿的10倍；即使足月剖腹，新生儿罹肺病的几率也是自然产的4倍。

　　对于孕妈咪而言，自然产必须经过6~10小时的阵痛，但是产后除了会阴伤口之外，隔天就可以下床活动。剖腹生产虽然没有经过阵痛，但是开刀深入肌肉层，因此产后的伤口疼痛较厉害，并且会留下一道约10厘米的伤口。

　　此外，剖腹时腹腔会被打开，肠道相关位置可能受到影响，日后可能发生腹腔内的粘黏，粘黏可能发生在子宫壁、腹壁、膀胱、肠子等部位。自然产则不会有粘黏的情况发生。

　　孕妈咪需要谨慎地选择生产方式，而且不要试着去催生，让产痛的过程自然发生。如果过了预产期还没有生产的征兆，即使孕妈咪试着想要生产，也不建议催生或引产，以免增加生产的风险。

第二节　自然生产的辅助方式

会阴切开术

〖产情记案〗

　　孕妈咪分娩时，不是每个人都能顺利分娩的，还有相当一部分妈咪在分娩时会遇到困难和挑战，比如有的孕妈咪的宫口迟迟不张开、胎膜不破、阵痛会阴扩张状态不好等原因，导致分娩的不顺利。为了消除这些危险因素、保证孕妈咪安全分娩，妇产科医生会进行必要的医疗处理。

〖诊情解答〗

　　自然生产时，为了减少会阴不规则的裂伤，医师多半会进行会阴切开术，基本上，这只是一个小伤口，通常产后约一星期伤口即可愈合，妈咪们不需要太担心。

　　会阴切开术是自然生产时，由接生医师在孕妈咪的会阴部剪一刀，其长度大约为3厘米，以增加产道的开口，使胎宝宝顺利生产，并预防会阴不规则裂伤的发生。会阴指的是阴道与肛门之间的软组织，当胎头贴近阴道口，会阴受胎头挤压膨出，此时，就是医师判断是否需要切开会阴的时机。

　　会阴切开术并不是每次自然产都一定会执行的生产步骤。是否需要剪一刀，最主要应该依照孕妈咪各自的状况而定。原则上，初产妇的会阴部因为没有生产的经验，延展性较差，加上目前多数的胎宝宝体重都超过3000克，因此，如果医师当下评估进行会阴切开术可以减少该孕妈咪会阴不规则撕裂伤，并使胎宝宝顺利生产时，那么多半就会剪一刀。如果出现产程迟滞或必须使用产钳来辅助生产等特殊状况时，则一定要施行会阴切开术。

　　如果决定切开会阴，会先进行局部麻醉，再以剪刀剪开会阴。会阴切开术可分为中间切开及斜切两种方式。原则上采取中间剪开法，但如果胎宝宝胎头较大及母亲会阴长度较短，医师也可能改以斜切的方式来处理。

　　初产妇分娩时，多数人要作会阴切开。会阴切开常用于以下情况：有胎儿窘迫时，应迅速娩出，切开会阴可达到快速的目的。手术助产时，为了便于操作，防止会阴裂伤。初产妇会阴紧，分娩时常有不同程度撕裂，切开会阴是为防止不规则撕裂和损伤肛门。早产儿胎儿虽小，但为了避免损伤娇嫩的胎儿，有必要行会阴切开。

　　会阴切开能缩短分娩时间，减少盆底组织松弛，减少产后阴道膨出及子宫脱垂，但不影响日后性生活。如果妈咪对于是否该剪会阴有疑问，可以在产前和医师讨论一下，相信有多一分的了解，妈咪就不需要太过排斥或紧张。

催生与引产

小如今年38岁，结婚六七年了好不容易有了宝宝，经过多次产前检查，原本期待又兴奋的心情却随着怀孕周数的增加而逐渐变得忐忑不安。因为连续3周做子宫颈检查后医生都告诉小如，子宫颈并没有进一步扩展，一直停留在1厘米。意思就是说，小如的子宫情况在几星期内都没有进展，而怀孕时间又超过了预产期。这次经过适当的检查后，医生告诉小如："再等一星期，如果子宫颈仍然没有继续打开，就必须住院接受引产。"小如的心情顿时跌入低谷，随之各种疑问浮现出来："引产"是什么？"引产"和"催生"有什么不同？引产会对宝宝造成伤害吗？是不是很痛？

〖诊情解答〗

催生与引产都是以人工方法终止怀孕的手段。

催生，顾名思义，就是催促生产。如果孕妈咪出现了破水、见红、宫缩等产兆后到医院待产，经过医生诊断，加用药物以加强子宫收缩，以此缩短产妇的待产时间，也就是帮助产妇快点度过难挨的宫口打开期，这被称为"催生"。

如果孕妈咪没有出现任何产兆，但是情况比较特殊，医生建议孕妈咪住院接受诱发子宫收缩的针剂或药物，促进产程进展，就称之为"引产"。其目的在于预防过期妊娠，使胎宝宝脱离不良宫内环境，减除或缓解母亲严重并发症。那么，什么情况下需要引产或催生呢？

一般说来，以下情况应考虑引产。

患各种疾病而不宜继续怀孕者：产前诊断发现胎宝宝存在严重遗传性疾病，或发育有缺陷者；怀孕中期误服对胎宝宝生长发育有不良影响的药物的；中期怀孕死胎或过期流产；其他不宜怀孕的原因，如因社会、暴力、伦理等原因。

孕妈咪患有某些内科疾病不宜继续怀孕，如慢性肾炎、肾盂肾炎屡次发作，患糖尿病、慢性高血压等；孕妈咪患妊娠高血压综合征（简称为妊高征），轻、中度妊高征胎宝宝已成熟，重度妊高征经药物保守治疗效果不佳或恶化，子痫控制后24小时无临产征兆者；预防过期怀孕，怀孕已达41周以上者。

胎盘功能减退：胎盘早期剥离，必须立即终止怀孕；部分性前置胎盘反复出血，而怀孕已近足月，胎宝宝出生后已可存活者；胎宝宝宫内环境不良，继续怀孕可能对胎宝宝造成危害，甚至胎死宫内，宫外环境相比宫内环境更有利于新生儿存活的。这种情况包括：母子血型不合，胎宝宝宫内严重发展迟缓，急性羊水过多等；胎膜早破后，估计胎宝宝已成熟，24小时还未临产者。

孕妈咪对引产与催生总是心存几分恐惧和几分抗拒。但事实上，引产与催生经过若干次的临床应用，对产程进展不畅的孕妈咪大有帮助。孕妈咪要与医生进行充分的沟通，当了解到整个产程是在仔细监控下安全进行的，就会放心地接受引产或催生。

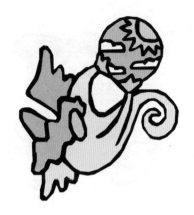

过期怀孕引产

〖产情记案〗

很多孕妈咪都会超过预产期，出现"过期妊娠"（怀孕超过42周）的几率为4％～14％。已经过了预产期，该怎么办？

〖诊情解答〗

一般说来，凡怀孕38～42周分娩的，都算足月怀孕。怀孕超过42周仍未分娩者，称为过期怀孕。过期不产，对母体和胎宝宝都会带来很大危害。

胎宝宝生长在孕妈咪子宫里，通过胎盘不断地从母体吸取生长发育的营养。过期未分娩，胎盘会逐渐衰老，羊水逐渐减少，功能逐步减退，不能维持正常循环和物质交换作用，因而供给胎宝宝的氧气和营养物质不足。由于营养"供不应求"，胎宝宝只好消耗自身的脂肪、蛋白质来维持生命，以致胎宝宝不仅体重没有增加，反而有下降的趋势，表现为出生后的新生儿外形瘦长、皮肤皱褶、形状干瘪、头发指甲过长，像小老头一样，医学上称为"小样儿"。"小样儿"的智力和适应外界的能力较正常新生儿差，在分娩过程中对胎宝宝的威胁也很大。过期的胎宝宝因胎盘的老化，长期供血不足，对缺氧的耐受性大大降低，所以在分娩过程中容易因缺氧造成胎心不好、宫内窒息，甚至死亡，即使不死亡也常成为低能儿。胎盘极度老化还可造成胎死宫内。

有的孕妈咪虽然妊娠过期，但胎盘没有老化或老化程度较低，胎宝宝还可以继续生长，体重可超过正常胎宝宝，有的发展为巨大胎宝宝，并且由于颅骨变硬，颅缝变窄，在分娩过程中，通过产道时不易变形，致使产程延长，分娩困难加大，易发生滞产、难产或胎宝宝颅内出血。颅内出血的新生儿，轻者可自行吸收，重者可造成终身痴呆和肢体瘫痪，甚至死亡。过期怀孕由于子宫过分胀大，常可造成子宫收缩无力，由此容易引起产后大出血。

为了确保母子平安，有益于优生优育，孕妈咪在怀孕期间要定期进行产前检查。如超过预产期两周还不临产，应请医生查明原因，采取引产或剖腹产手术。

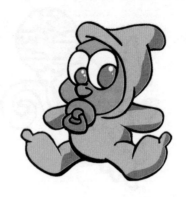

哪些情况下需要剖腹产

〖产情记案〗

如果医生建议你接受剖腹产，你需要了解清楚：这是该医院在孕妈咪达到一定孕期时的例行操作，还是针对你的个人情况所作出的决定。但是，最终要不要接受剖腹产还得由你自己决定。这个决定要基于妇产科医生提供的信息以及你的感觉。

〖诊情解答〗

阴道分娩无法达成，或经阴道分娩可能对孕妈咪或新生儿（胎宝宝）有危险时，就需要剖腹生产。为胎宝宝安全与健康着想，在哪些情况下，孕妈咪需要接受剖腹生产呢？

胎儿方面

胎位不正：臀位、横位。

胎宝宝窘迫：从胎宝宝电子监听器中所绘出图形如有平静基线、迟发性心搏减速、持续性心搏减速、严重的心搏过慢，显示胎宝宝有窘迫情形，需马上安排剖腹产。

极低体重儿剖腹产较安全。

子宫颈未全开而有脐带脱出时。

两次以上胎死腹中、婴儿死亡和不良产科病史。

高龄孕妈咪有胎位不正或骨盆问题。

孕妈咪正感染麻疹病毒，怕阴道分娩会传染给新生儿，因其死亡率高达60%，幸存者也有一半存在着永久性神经系统的后遗症。

孕妈咪罹患"免疫型血小板减少紫斑病"，怕胎宝宝的血小板也少，若经阴道分娩受挤压而引起新生儿脑内出血。

胎宝宝先天性畸形：如水脑症、裂腹畸形、畸胎瘤、连体婴等。若经阴道分娩，可能因难产而伤害到孕妈咪或胎宝宝，以剖腹产为佳。

孕妈咪方面

孕妈咪以前曾做过子宫的手术，如剖腹产、子宫肌瘤切除手术、子宫切开术或子宫成形术，则自然分娩时，阵痛偶尔会使子宫刀疤处裂开，造成母婴的生命危险，所以剖腹生产较为安全。

孕妈咪多胞胎怀孕。

孕妈咪出血：

如前置胎盘、胎盘早期剥离、子宫破裂、前置血管等出血，不但危及孕妈咪而且也危及胎宝宝的生命，宜赶紧剖腹生产。

孕妈咪罹患糖尿病，如羊水过多或巨胎症，易发生难产；或严重的糖尿病并发血管病变，胎宝宝反而较小却需要剖腹生产；或胎宝宝已成熟，催生失败时也需剖腹产。

孕妈咪罹患高血压，如无法控制或演变成子痫症时，经催生不成，宜剖腹生产。

孕妈咪罹患心肺疾病，如肺动脉高血压时需剖腹产。

孕妈咪罹患妇科癌，如子宫颈侵袭性癌，怕经阴道分娩会使癌细胞扩散而宜采用剖腹生产。但子宫颈原位癌（零期癌）患者可自然分娩；阴道癌也需剖腹产，但卵巢癌、外阴癌只要不妨碍分娩，仍可自然分娩。

曾有过骨盆骨折或罹患小儿麻痹的孕妈咪，其骨盆会因变形而变狭窄，需剖腹产。

孕妈咪产道或骨盆腔长肿瘤而有阻塞生产的现象。

孕妈咪以前因子宫颈闭锁不全而接受永久性缝合手术，宜剖腹生产，如经阴道分娩则前功尽弃。

孕妈咪外伤：

如腹部外伤、枪伤，车祸意外伤害，皆可能伤及胎宝宝，需紧急剖腹产来抢救胎宝宝。

- -

剖腹产护理

由于剖腹产手术对肠道的刺激以及受麻醉药的影响，妈咪在产后都会有不同程度的肠胀气，会感到腹胀。如果多做翻身动作，则会使麻痹的肠肌蠕动功能恢复得更快，肠道内的气体就会尽早排出，解除腹胀感。行剖宫术后，麻醉药作用会逐渐消退，一般在术后数小时，妈咪的伤口开始出现疼痛。此时，为了让妈咪能很好地休息，医生在手术当天或当天夜里会用一些止痛药物。当然，在此之后最好不要再用止痛药物，因为它会影响妈咪的身体健康，尤其是影响肠蠕动功能的恢复。所以，妈咪要做好一定的思想准备，对疼痛做些忍耐。

剖腹产的妈咪除了和自然分娩的孕妈咪一样，要勤刷牙，洗脸，勤换衣，每天冲洗外阴1～2次以外，还要注意保持腹部切口的清洁。剖腹产的妈咪不能像正常阴道分娩的孕妈咪一样，在产后24小时就起床活动，因此恶露相对不易排出。如果采取半卧位，同时配合多翻身，就可以促使恶露排出，促进子宫复旧。

产后尽力排尿。在手术前后，医生会在妈咪身上放置导尿管。导尿管一般在术后24～48小时，待膀胱肌肉恢复收缩排尿功能后拔掉。拔管后，妈咪要尽量努力自行解小便，否则，再保留导尿管容易引起尿路感染。

另外，只要体力允许，在导尿管拔除后尽早下床活动，并逐渐增加活动量。这样不仅可促进肠蠕动和子宫复旧，还可避免术后肠粘连及血栓性静脉炎形成。

丈夫陪产

〖 产情记案 〗

阿琰出于多种原因，很想丈夫陪产，以此增加自己的生产信心与勇气。也有一些孕妈咪出于其他原因，不愿丈夫陪产。那么，丈夫陪产有必要吗？

〖 诊情解答 〗

从多方面讲，丈夫陪产具有下列6大好处：在待产的过程中，夫妇同甘共苦，无形中也增进了夫妻间的恩爱之情。因为看到宝宝出生的过程，将来可增进亲子间的情谊与互动关系。由于丈夫在太太分娩时在场，会让他有十足的参与感、真实感及成就感。丈夫目睹了太太怀孕和实际的陪产整个过程，日后会更体谅太太，并对整个家更具责任感。丈夫在陪产期间，不仅能安抚太太的情绪，同时还可减轻她的生产压力，还能对医疗有更深一层的认识。

借助拍照、摄影之记录，能留下宝宝珍贵的出生照片，并作为日后永恒的留念。

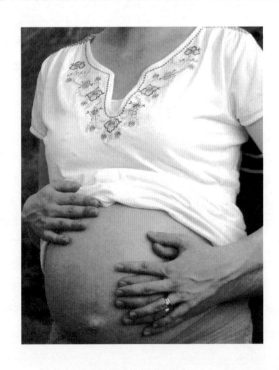

第三节　产后妈咪的日常护理

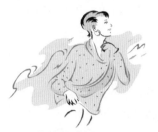

产褥期护理

〖产情记案〗

　　新妈咪阿琰初为人母，对着可爱的小宝宝，内心的喜悦和照料新生儿的紧张及分娩后的不适互相交织，阿琰知道这段时间为产褥期，俗称"月子"。但是阿琰怎样能够顺利而科学地度过产褥期，更好地完成产后的恢复，在护理方面应该注意哪些事情呢？

〖诊情解答〗

　　产后，孕妈咪全身的各个器官（尤其是生殖器官）会逐渐恢复到怀孕以前的状态。这一复原过程称为"产褥期"，需6～8周。

　　产褥期母体的情况会有很多变化，主要特点如下：排尿困难和便秘，这是分娩时膀胱受胎头压迫以及产后腹部肌肉松弛、肠蠕动减弱的缘故。产后体温可略微升高，但一般不超过38℃，且24小时内恢复正常。如果新妈咪的体温超过38℃或出现持续低热，应请医生检查一下。乳房胀痛，这是乳腺分泌乳汁所致，一般24小时后会自行消退。多汗，睡眠和刚醒来时较明显，这是产后将孕期储存在体内的大量水分经皮肤排泄出来的正常生理现象，几天后即会自行好转。

　　新妈咪在产褥期要坚持每天用温热水漱口、刷牙、洗脚、擦澡。要做好外阴的清洁卫生。每日应冲洗外阴。用消毒会阴垫，保持会阴部清洁，预防感染。如伤口肿胀疼痛，可用75％的乙醇液纱布湿敷，还可用0.01％～0.02％高锰酸钾水坐浴。

产后心理调整

〖产情记案〗

　　怀孕期间，彭霞一直享受着多方面的照顾，产后难免地引起了心理落差，从而导致情绪波动，脾气会无缘无故地"生"大了。她感觉家人不如以前关心自己，而同事也对自己不再体贴了，她感觉自己的心理承受能力变得很脆弱，生活中的丝毫压力和变化都让她感觉很不适应。

〖诊情解答〗

孕妈咪在产后不但体力需要恢复，在精神心理方面也需要调整，从怀孕、分娩及产后整个时期，从身体到生活环境都发生了很大变化。因此新妈咪在产后一个月内需要外在环境多给予精神与体力上的照顾，协助恢复。

产后应有一个安静、舒适、生活方便的环境休养。丈夫和家人要多给予饮食、情感上的支持和精神上的爱抚，尤其是老公在此期间要多付出，给妻子创造一个心情愉快以适应她机体恢复的环境，使其顺利地度过产褥期。

新妈咪在产褥期还要负担起养育宝宝的任务，所以要注意自己精神和心理上的调节，不要过分地责怪自己，室内乱些、脏点没关系，只是暂时的，不要过于要求与责怪丈夫和家人。因此大家都需要一个习惯的过程，主要是新妈咪应加强营养和休息，争取早日恢复身体和精神的健康。

产后下床活动

〖产情记案〗

生完宝宝的第三天，医生会建议要下床活动，避免肠粘连。白天老公不在，只能由母亲协助阿素起来。躺了三天，试着锻炼站起来并慢慢活动是眼前最重要的事情，对阿素来说也是最艰巨的任务。母亲把床摇成了垂直状态，阿素先慢慢地适应坐一会，避免头晕，然后在母亲的搀扶和鼓励下，阿素鼓足了勇气，咬咬牙，慢慢地慢慢地站起来。站起来后明显感到呼吸困难，她不敢说话，否则会有气不够用的感觉，而且伤口很疼，即使双手使劲地按住，也会感觉肚子在往下坠。阿素皱着眉头，紧咬嘴唇，弯着背，坚持了一会……

〖诊情解答〗

生产时产妇付出很多体力劳动，感到十分疲劳，的确需要很好休息。但长期卧床休息不活动也有许多坏处，因此一般情况下，新妈咪如无特殊情况，阴道分娩或剖腹产后24小时就可起床下地活动了。开始可下地入厕，在床旁轻微活动，如觉体力较差，可在护士或家属协助下活动，以后可逐渐增加活动量，甚至可做产后运动以促进恢复。及早下床活动有以下好处：早下床活动，可促进肠蠕动，排气早，防止肠粘连，这对剖宫产的新妈咪是很重要的。早活动有利于防止便秘、尿潴留的发生。早下床活动，可促进宫内积血排出，减少感染的发生。产后血流缓慢容易发生血栓形成，早下地活动可以促进血液循环，加快组织代谢，防止血栓形成，这对有心脏病及剖宫产的新妈咪尤为重要。

早下床活动，可有利于体力恢复，增加食欲，促进母乳产生及产后的营养吸收。产后所谓的坐月子，并不是指要卧床休息1个月，而是要适当地休息加活动，才能更好地恢复。

产后减肥

〖产情记案〗

生育之后，新妈咪阿素开始积极减肥。阿素没有听从母亲的老式的坐月子方式，一个月子总共也就吃了两只老母鸡，三次鲫鱼汤。当了6个月妈咪，阿素的体重已差不多恢复到怀孕前的水平。如何科学地进行产后减肥呢？

〖诊情解答〗

产后肥胖是大多数新妈咪产后所面临的困扰。怀孕过程中胎盘激素以及血液动力学的变化是造成产后肥胖的主要原因，因此产后肥胖和一般肥胖的成因大不相同，在预防和减肥原则上也就大不相同。

一般认为产后生理上的恢复期需要42天左右，也就是人们常说的"坐月子"阶段，这个时期在医学上称为产褥期。产褥期除乳房仍较丰腴外，其他生殖器官基本恢复至正常怀孕状态。但是，也不能认为"坐月子"就是吃、睡、喂宝宝，而忽略了运动。因为早期运动对于恶露的排出、子宫恢复及防止栓塞十分有利，所以，在产后24小时就应开始做产妇健身操，包括抬腿运动、仰卧起坐运动、缩肛运动等，以促进机体的恢复。

产后体形和体态的恢复，则需要半年至一年的时间。因此，喂乳期是产后女性恢复体形的最好时期。

产后瘦身的方法有：坚持给宝宝哺乳。在喂母乳时，宝宝长时间吮吸乳头，可帮助子宫收缩；同时在产奶的过程中，也会消耗孕妈咪体内的脂肪，对瘦身有效。坚持做一些简单的产后体操，包括按摩腹部，可以帮助子宫收缩。

产后瘦身恢复操

在术后10天左右，如果一切都正常，新妈咪可以做如下运动：

1.仰卧，两腿交替举起，先与身体垂直，然后慢慢放下来。两腿分别各做5次。

2.仰卧，两臂自然放在身体两侧。屈曲抬起右腿并使其大腿尽力靠近腹部而使腿跟尽力靠近臀部。左右腿交替，各做5次。

3.仰卧，双膝屈曲，双臂交合抱在胸前，然后慢慢坐起成半坐位，再恢复仰卧位。

4.仰卧，双膝屈曲，双臂上举伸直，做仰卧起坐。

5.俯位，两腿屈向胸部，大腿与床垂直，臀部抬起，胸部与床紧贴。每次持续时间可从2～3分钟逐渐延长到10分钟，早晚各做一次。

新妈咪产后可能会出血，气虚，气血不足，这时候最需要调养身体，补充营养，绝对不可以乱吃减肥药。其实，产后减肥，只有通过食物疗法和运动才可达到好的效果。

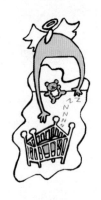

产褥期性生活

〖产情记案〗

新妈咪阿苹生宝宝是会阴侧切，产后40天已恢复得很好，丈夫因长期没有过性生活，欲望很强烈。但阿苹心里总是有些害怕，不知道产褥期能否与丈夫过性生活，如果可以过，应该注意哪些问题。

〖诊情解答〗

女性生产后，其生理和环境都发生了一定的变化，夫妻双方沉浸在有了宝宝的幸福时刻，要结合这一时期的特点，合理地进行性生活。产后什么时候恢复性生活，要依据产妇分娩的方式（顺产还是手术产）、身体健康状况等而定，应当在产后42天到医院检查时由医生指导。

分娩时，阴道黏膜被撑大，变得非常薄，很易受伤，阴道皱襞于产后3周开始复原，但盆底及阴道壁张力需更长时间才能恢复。如果过早进行性生活，会导致细菌入侵，形成疾病，有时还会造成出血。另外，在产褥期，新妈咪身体各个器官除乳房外，将逐步恢复到孕前状态，特别是生殖器官。在子宫口没有完全关闭的情况下过性生活，细菌就会通过子宫口侵入子宫，再经没有修复好的胎盘附着面侵入母体，容易引起生殖道炎症，如子宫内膜炎、子宫肌炎、急性盆腔结缔组织炎、急性输卵管炎及败血症等。所以产褥期，特别是产后1月内应忌性生活，以免引起上行性感染。

总之，产后恢复性生活的时间常受到新妈咪身体康复情况、恶露干净时间及会阴伤口愈合情况等的制约。难产、手术产、胎盘胎膜残留或合并感染时，机体康复慢、恶露持续时间延长，在恶露干净之前不宜性生活。

在产后这段时间，夫妻应互相理解、体谅与合作，等待身体完全恢复后再开始性生活。女方在产后常常害怕怀孕而产生恐惧感，所以最好采取避孕措施，这样就会逐渐恢复正常的性生活。一般情况下，合适的性生活时间在产后2个月以后。提醒丈夫注意的一点是，由于妻子产后卵巢分泌激素的作用不够充分，阴道黏膜的柔润度和弹性都差一些，所以，性交时要选用合适的体位，动作要轻柔，以免发生损伤。

哺乳期性生活

以前阿玲跟丈夫的夫妻生活一直都很和谐，包括怀孕的时候，可是自从生完宝宝后，特别在哺乳期性趣虽然有，但心里总是有顾虑。宝宝都3个月了，丈夫的每次要求阿玲总是找各种理由拒绝，弄得丈夫的心情很不好，甚至影响了夫妻感情。

〖诊情解答〗

宝宝的降临，给小家庭增添了很大乐趣，但也给夫妻平静的生活增加了不少琐事。而且初为人母的妻子将把部分爱转移到"小天使"身上，使她们对丈夫的专注少了；同时常为授乳、换尿布等事情忙得不可开交，搞得疲乏不堪；或因惧怕会阴伤口疼痛等等，从而使她们对性的欲望变得淡漠。此时，丈夫应理解妻子的这些变化和辛苦，尽可能主动分担部分家务劳动，给妻子更多的关怀、体贴及温情；妻子应充分理解性生活是生活中不可缺失的一部分，是连接夫妻感情的纽带，对维护家庭和谐、温馨十分重要，应正确处理好哺乳期特别是哺乳早期的性生活，通过夫妻的共同努力来克服双方对性欲望的差距。

哺乳期恢复性生活以后，夫妻要注意避孕，以免造成怀孕。大部分新妈咪在哺乳期间不排卵，但也有一部分人在哺乳期有排卵现象，因此过性生活时一定要采取避孕措施，避免因人流而带来不应有的损失。产后的避孕措施，以采用避孕药膜、避孕套、避孕药膏为宜。如果两种用具同时使用，则可靠性会更高。哺乳期还常会有一段时间的闭经，这是因为产后垂体"忙于"分泌催乳素，以刺激乳房分泌乳汁，减少了促性腺激素的产生，从而影响卵巢排卵功能。也正因为雌激素的减少，子宫变小，阴道黏膜变薄，阴道壁弹性差、脆性增加，有如绝经后的改变，容易发生裂伤，所以性生活切忌粗暴，避免发生阴道撕裂伤。

213

产后骨盆松弛与恢复

〖产情记案〗

新妈咪小翁在经历过怀孕与生产之后，或多或少会出现一些骨盆松弛的症状。小翁不知道怎样才能恢复到自己孕前的状态。

〖诊情解答〗

骨盆松弛是女性常见但同时也是常被忽略的疾病。孕妈咪骨盆的底部（骨盆底）是由一群肌肉与腱膜所形成，前起于耻骨下缘后达尾骨，由前而后支持着膀胱、尿道、子宫、阴道、直肠、肛门等重要器官，关系人体泌尿、生殖、排泄等重要功能的正常运作。孕妈咪的骨盆底因体质改变，需要承受日渐增长的胎宝宝体重，在分娩的过程中经历反复的压力冲击等，有可能造成产后骨盆松弛的后遗症。

产后骨盆松弛的症状有：尿失禁、膀胱过动症（频尿、尿急）、大便失禁、性功能失调，

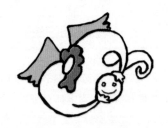

以及骨盆疼痛等。这些症状有可能于孕期逐渐出现并严重，例如，较常见的频尿症状，见于45%～95%的孕妈咪；另外，有30%～70%的孕妈咪有尿失禁经验。虽然大部分的女性于产后6～8周内能恢复正常，但仍有5%～14%的女性有持续症状，即产后"骨盆松弛"。

预防产后骨盆松弛，要注意以下问题：产前与产后的骨盆底肌肉运动（如提肛运动、凯格尔运动）。因此，配合产前运动应于怀孕16周开始，配合产后运动应于产后2周开始。训练强健的骨盆底，使孕妈咪能较舒适地负担胎宝宝体重，使产程顺利。强化尿道与肛门括约肌，避免失禁问题。预防与治疗骨盆器官脱垂（例如，膀胱、子宫、直肠脱垂等）。适当控制孕期体重，过度肥胖将增加骨盆底负担与产后恢复困难。

产后6～8周若有持续症状，应早就医治疗。

修复阴道松弛

〖产情记案〗

阴道自然分娩后的新妈咪阿徐，一直担心自己原有的阴道对阴茎的"紧握"能力下降而影响夫妻双方的性快感，对性生活的质量也有一定的影响。

〖诊情解答〗

阴道分娩会引起阴道不同程度的变化，使得性生活时摩擦力减弱，只要注意产后的恢复锻炼，一般产后3个月，新妈咪的阴道就可以恢复到以前的水平。女性流产或分娩之后，阴道经过扩张而肌肉弹性往往减弱。这时如果不注意加强骨盆肌肉锻炼，就可能使阴道松弛。骨盆体操运动有助于锻炼阴道、肛门括约肌力，阴道松弛者不妨试试。

立式锻炼：站立，双腿微分开，收缩两半侧臀部肌肉，使之相夹，形成大腿部靠拢，膝部外转，然后收缩括约肌，使阴道往上提的方向动。经过耐心锻炼，即可学会分清阴道和肛门括约肌舒缩，从而改善阴道松弛状态，提高阴道的收缩机能，借以掌握夫妻同房时的舒缩能力，使性生活和谐、美满。

卧式锻炼：靠床沿仰卧，臀部放在床沿，双腿挺直伸出悬空，不要着地。双手把住床沿，以防滑下。双腿合拢，慢慢向上举起，向上身靠拢，双膝伸直。当双腿举至身躯的上方时，双手扶住双腿，使之靠向腹部，双膝保持伸直，然后慢慢地放下，双腿恢复原来姿势。如此反复6遍，每天1次，可常年不间断。

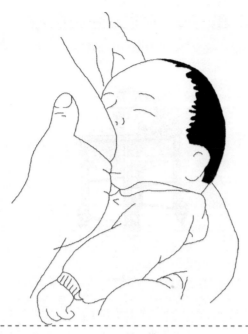

产后乳房护理

新妈咪为了给婴儿授乳，在怀孕末期及授乳前，就应做好授乳的准备工作。如果授乳前没有做好充分准备，授乳方法不当，使婴儿只吸吮乳头，就容易发生乳头裂伤。乳头裂伤在初产妇中较为多见，这是由于乳汁流通不畅或者不熟悉如何授乳，导致授乳时间过长，或乳头长时间被含在婴儿口中，造成乳头上皮浸软，使表皮剥脱及破溃而发生裂伤。如果伤口较小，疼痛不重，仍可继续授乳。在每次哺乳后，乳头破裂处涂以10%复方安息香酸酊，或10%鱼肝油铋剂软膏，促其愈合，哺乳前将油膏擦去。应注意乳头清洁，防止感染。如果裂伤较重，除用上述药物治疗外，应戴乳头帽授乳，或用吸奶器吸出乳汁喂养等方法，以防乳汁淤积。此时应积极治疗，以防发生乳腺炎，待裂伤痊愈后再给婴儿哺乳。注意婴儿口腔卫生，如有乳头破损，要停止喂奶并及时治疗。

许多新妈咪都担心给婴儿授乳会导致乳房的松弛下垂，使女性失去体形匀称的线条美。

要解决这个问题其实也不难。首先，新妈咪产后要早让宝宝吸吮。最好是分娩后30分钟，让婴儿吸吮30分钟以上。早吸吮有利于早分泌乳汁、多分泌乳汁，也有利于乳房的健康和子宫的收缩。哺乳时不要让孩子过度牵拉乳头，每次哺乳后，用手轻轻托起乳房按摩10分钟。

每日至少用温水洗浴乳房两次。这样不仅有利于乳房的清洁卫生，而且能增加悬韧带的弹性，从而防止乳房下垂。哺乳期不要过长，孩子满10个月即应断奶。

坚持做俯卧撑等扩胸运动，促使胸肌肉发达有力，增强对乳房的支撑作用。乳罩选戴松紧合适，令其发挥最佳提托效果。

第四节　产后综合征防治

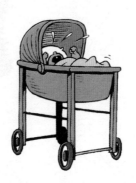

产后回诊

〖产情记案〗

今天是新妈咪阿素产后回诊和宝宝检查身体的日子，一大早就和诊所约好时间。医生首先对阿素的手术伤口进行复诊，仅仅两个星期，她的手术刀口已经长得不错，其他方面也恢复得很好。

〖诊情解答〗

新妈咪们大都已经相当重视产前检查，希望在辛苦怀胎九个多月后，能够顺利生下健康宝宝。但是在生产结束回到家中后，初为人母者的心思全放在宝宝身上，往往在坐完月子后，就忘了返院接受产后检查。在享受新生命来临所带来的喜悦之余，也别忘了替自己的健康把关。

产后回诊的内容包括：

腹部检查。剖腹生产者，必须检查腹部伤口愈合情形，此时的伤口都已愈合，但通常会建议用胶布或硅胶等做局部压迫，为期至少6个月，以避免伤口过度凸起及降低蟹足肿产生的几率。

会阴、骨盆与超声波检查。检查会阴伤口愈合情形、子宫颈口恢复状况、子宫复原的程度和有无异常出血或分泌物等。临床上常见的问题包括：持续性子宫少量出血、阴道感染、子宫颈糜烂、子宫复原不良、痔疮等。经由内诊及超声波检查，可得到更好的诊断及治疗。针对在产前没有接受子宫颈抹片筛检者，可建议做子宫颈抹片检查，以便了解子宫的健康状况。

乳房检查。有哺喂母乳的新妈咪，需知道目前哺乳状况，是全母奶、混合配方奶还是纯配方奶。对于泌乳及哺喂状况是否良好，乳腺或乳管有无堵塞、发炎，有无异常硬块，何时停止哺喂等，医院可给予适时的卫生教育。至于没有哺乳的新妈咪，则需看乳房有无异常硬块或分泌物。

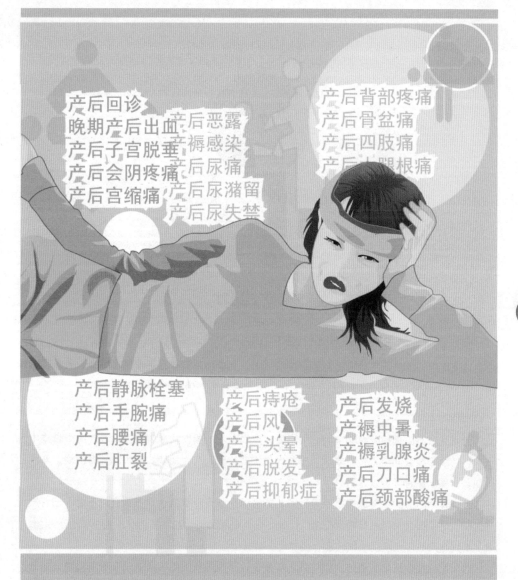

医师会诊。对于有妊娠合并症的新妈咪，如患有糖尿病、肝脏疾病、心脏病、肾脏发炎、甲状腺机能异常或其他内科疾病者，则应到内科做血液、尿液、超声波等详细检查及追踪。许多的妊娠并发症，往往在产后就能得到缓解，但若是忽视或不作追踪治疗，可能会对健康造成长期或更大的伤害。

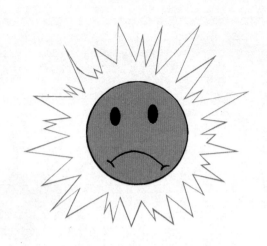

晚期产后出血

〖产情记案〗

新妈咪阿曾因产后12天突然阴道大流血，急忙入院。阿曾于12天前足月分娩，因其骨盆小，宫缩无力，滞产，医生行子宫下段剖腹产术。胎盘娩出完整，子宫未见异常。术后母婴健康，刀口I期愈合，手术后7天出院。那为什么会出现晚期产后出血情况呢？

〖诊情解答〗

晚期产后出血是指分娩24小时后大出血。产后1～2周发病最为多见，表现为少量或中量出血，持续不断或间断，也可表现为急剧大量出血，有时有大血块。新妈咪伴有低烧、寒战、贫血，严重出血时可导致休克。

造成晚期出血的主要原因是胎盘残留，或者因为胎盘附着的地方子宫复旧不全。剖宫产后子宫切口感染裂开也可引起晚期出血。此外，子宫内膜发炎，或者宫腔有肌瘤感染也可引发。

新妈咪产后一旦发现出血较多，应立即告诉医生。

对产后出血应采取的最好对策是防止其发生。预防应从产前开始，对于患有凝血功能障碍或严重慢性疾病者，应待其生理功能恢复正常后再怀孕。怀孕期间合并凝血功能障碍、肾炎等，应及时终止怀孕。怀孕后应做好孕期保健和产前检查，及时发现和治疗妊娠合并症；具有产后出血高危因素的孕妈咪，应提前住院。凡有条件者都应到医院去分娩。分娩时，新妈咪应消除紧张情绪，保证精力充沛，注意合理饮食，补充足够能量，防止产程延长。新妈咪要学会正确使用腹压，防止胎儿娩出过快；产后要及时排空膀胱，并尽早哺乳。早期哺乳可刺激子宫收缩，减少出血量。

产后子宫脱垂

〖产情记案〗

新妈咪阿青最近常觉得下腹、阴道和会阴部有下坠感，并常感觉到腰酸。有时还会发生尿频、尿急或排尿、排便困难的情况，给自己带来了极大的痛苦，影响了日常的生活。

〖诊情解答〗

正常子宫的位置是前倾前屈的，子宫颈在坐骨棘水平以上。这个正常位置是依靠骨盆底的肌肉和筋膜以及子宫的韧带来支持的。如果这些组织发生了损伤或过度松弛，子宫就会沿阴道下降，甚至全部脱出阴道口以外，这就叫子宫脱垂，俗称"掉茄子"或"掉葫芦"。

产后之所以容易发生子宫脱垂，主要有如下三个方面的原因：一是分娩时用力不当，例如有的产妇子宫口尚未开全，即过早屏气、使劲，尤其是在急产、难产时容易出现；二是分娩时未能很好保护会阴，产后又未能及时修复，导致子宫的支持组织松弛或撕裂，从而为子宫脱垂创造了条件；三是新妈咪原来体质就虚弱，产后由于经常咳嗽、便秘，腹压增加而引起。此外，产后过早活动，尤其是过早从事重体力劳动，如提拉重物，长时间蹲位、立位等，也是农村孕妈咪罹患子宫脱垂的最主要的病因。

新妈咪要做好月经期、孕期、产褥期和哺乳期的劳动保护，避免参加过重的体力劳动。特别是在产后，至少要有42天的休息时间，最好长到60天，千万不可过早地参加重体力劳动或蹲着干活，以免使腹压增加。当然，产后也不能总是躺着不动，适当下地活动或做做产后体操是颇有好处的，这样有助于恢复肌肉张力，防止发生子宫脱垂。此外，应积极防治慢性病，如慢性咳嗽、便秘等。

产后会阴疼痛

〖产情记案〗

新妈咪阿果产后经常感到会阴（阴道和肛门之间的地方）不适，还有疼痛的感觉，有时轻微，有时很痛。

〖诊情解答〗

大多数女性产后伤口愈合要用7~10天，其间会感到伤口疼痛，不过有些人疼痛可能会持续一个月。怎样可以减轻疼痛呢？小便后用温水冲洗会阴部，并用干净的毛巾轻轻沾干，而不要用卫生纸。每次要从前往后拍干，避免把肛门的细菌带到阴道。至少每4个小时换一次卫生巾。记得换之前和之后都要洗手，并确保卫生巾垫得合适牢靠，以免卫生巾移位，引起更多刺激。产后尽快开始做骨盆底肌肉练习。这能促进会阴部的血液循环，帮助恢复，并且还有助于骨盆底恢复弹性和控制力。

如果疼痛没有减轻，或是发烧了，要去医院就诊。医生首先会检查伤口，看是否有愈合不良，或者也会同时进行理疗以帮助伤口愈合并减轻疼痛。发烧也许是感染的信号，特别是有缝线或刀口时往往可能出现这种情况，但是注意个人卫生能降低这种风险。

产后宫缩痛

〖产情记案〗

新妈咪阿尹在产后的第2天就觉得下腹部有些疼痛，她不知道到底是怎么会事。宝宝都生下来2天了，怎么肚子又突然痛起来呢？

〖诊情解答〗

在产褥早期因宫缩引起下腹部阵发性剧烈疼痛，称为产后宫缩痛。实际上，这种疼痛是由于产后子宫的不规则收缩引起的，也就是老百姓常常说的产后痛。产后宫缩痛一般在产后1～2日出现，持续2～3日后自然消失，多见于经产妇。哺乳时反射性催产素分泌增多，会使疼痛加重。产后宫缩痛的主要原因是子宫收缩。产后子宫要通过收缩才能逐渐恢复到正常大小。多胎产妇及经产妇的痛感更强烈，主要是因为子宫只有加强收缩才能恢复正常大小。

一般这种疼痛会在喂奶的时候更加明显，那是因为宝宝在吸吮奶头的时候会反射性地引起子宫收缩，因此会更加的疼痛。

但是，你不必太过紧张。如果疼痛很严重，可以采用以下方法缓解：按摩小腹，使子宫肌肉暂时放松以缓解疼痛；用热水袋热敷小腹部，每次敷半个小时；轻揉子宫，以促进宫腔内残余物质排出；取山楂100克，用水煎后加糖服用，也可缓解疼痛。

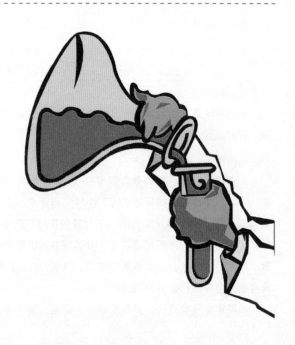

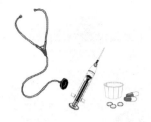

产后恶露

〖产情记案〗

新妈咪阿羽剖腹产都2个月了，可是总有一点点鲜红色的液体从阴道内排出，不知道正不正常？多久才能干净呢？

〖诊情解答〗

产后从阴道内排出的液体称为恶露，也叫产露。通过观察恶露的性质、气味、量及持续时间，可以了解子宫复原情况及其有无感染存在。无论是自然产还是剖腹产，会阴的护理与恶露的处理都很重要。通常自然产产妇的恶露必须等待自然排出，因此时间从一星期到一个月不等；如果是剖腹产的新妈咪，由于在生产后医师会立即帮忙清理，因此之后恶露排出时间就会缩短许多。在等待恶露排净的时候，新妈咪必须时时观察恶露的情形，如果有量过多、大血块、恶臭，甚至是发烧、腹痛异常时，就必须赶紧就医。

一般情况下注意生活调养并辅以验方调养即可，还可采用中药疗法。

生活调养：加强营养，饮食宜清淡，忌生冷、辛辣、油腻、不易消化食物。为免温热食物助邪，可多吃新鲜蔬菜。气虚者可喝鸡汤、桂圆汤等。血热者可食梨、橘子、西瓜等水果，但宜温服。属血热、血瘀、肝郁化热的病人，应加强服食如藕汁、梨汁、橘子汁、西瓜汁，以清热化瘀。脾虚气弱的病人，遇寒冷季节可增加羊肉、狗肉等温补食品。肝肾阳虚的病人，可增加滋阴食物，如甲鱼、龟肉等。分娩后绝对卧床休息，恶露多者要注意阴道卫生，每天用温开水或1：5000高锰酸钾液清洗外阴部。选用柔软消毒卫生纸，经常换月经垫和内裤，减少邪毒侵入机会。恶露减少，身体趋向恢复时，可鼓励新妈咪适当起床活动，这样有助于气血运行和胞宫余浊的排出。产后未满50天绝对禁止房事。

产褥感染

〖产情记案〗

新妈咪阿枝产后第4天有发烧的现象，晚上体温超过了38℃，并且持续24小时不退，身体感觉倦怠、无力，不想吃饭。阿枝的丈夫很担心是产褥感染，急忙带妻子来问诊。

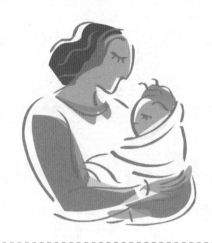

〖诊情解答〗

产褥感染是产妇月子里比较容易患的又比较严重的疾病，也是引起产妇死亡的主要原因之一。产褥感染的症状有：体温升高是产褥感染的一个重要现象。大部分产妇发病于产后3～7天，常超过38℃，热度持续24小时不退；发病前可有倦怠、无力、食欲不振、寒战等症状；子宫复旧差，恶露量多、有臭味，子宫有压痛；严重时，盆腔可形成脓肿或包块，产生肠胀气、肠麻痹及全身中毒症状。

如何防治产褥感染呢？首先要加强孕期卫生，保持全身清洁，怀孕晚期避免盆浴及性生活。如果已经发生感染，应加强营养支持，及时补充足够的热量，尽量纠正贫血等。胎膜早破或产前出血等感染因素存在时，必须住院治疗，用抗生素预防。不要用传统的方法接生或自家接生，应住院分娩。高烧不退者，必须去医院治疗。

 # 产后尿痛

〖产情记案〗

新妈咪阿琳生完宝宝两个多月了，最近尿道总是有尿痛、尿急的感觉，不知道是怎么回事？产后尿痛有什么好办法解决吗？

〖诊情解答〗

女性尿道短而直，靠近肛门，易被污染，加之分娩后膀胱和输尿管肌肉暂时松弛，易存残尿；此外孕晚期体内潴留水分在分娩后主要从肾脏排出，就增加了膀胱负担，降低了抗病力。这些因素都易使细菌侵入膀胱引起炎症，出现尿痛、尿频、尿急等症状。

产后尿痛解决方法：产后及早下床活动，让膀胱肌肉功能尽快恢复，排尿困难时热敷下腹膀胱部位。产后保持会阴部清洁，注意让产妇勤排尿，不要使尿在膀胱里贮存过久。每次排尿要留意是否将尿排净，以免细菌在膀胱里繁殖。

产后尿潴留

〖产情记案〗

新妈咪阿茜产后小便时常点滴而下，甚至闭塞不通，小腹胀急疼痛，有时甚至感到子宫收缩，导致阴道出血量增多，给自己带来了极大的痛苦。

〖诊情解答〗

一般来说，新妈咪在顺产后4~6小时内就可以自己小便了，但如果在分娩6~8小时后甚至在月子中仍然不能正常地将尿液排出，并且膀胱还有饱胀的感觉，那么，就可能已经患上尿潴留了。

发生产后尿潴留有以下原因：

产妇的产程较长（尤其是第二产程）而未及时排尿，膀胱和尿道受胎先露压迫过久，导致膀胱、尿道黏膜充血水肿，张力变低而发生尿潴留。

产后会阴侧切或会阴撕裂造成外阴创伤疼痛，使支配膀胱的神经功能紊乱，反射性地引起膀胱括约肌痉挛而发生产后尿潴留。产后新妈咪不习惯在床上排尿，或者由于外阴创伤，惧怕疼痛而不敢用力排尿，导致尿潴留。面对此种情况，家人应首先帮助产妇排除种种顾虑，循序善诱，鼓励她下床排尿。

如果新妈咪发觉自己有尿潴留现象，试试以下自我缓解的方法：吸两次气，呼一次气，反复进行，直到排尿为止。在排尿时按摩小腹部，并逐渐加压，可促进排尿。用食盐500克炒热，布包，趁热敷小腹部，冷却后炒热再敷；或者用热水袋热敷小腹部，可使尿道通畅而排尿。拧开水管或用水杯倒水，让哗哗的流水声刺激排尿中枢，诱导排尿。

如上述方法无效果，应在医生指导下，严格消毒导尿，必要时留置尿管，每隔3~4小时开放一次，1~2天后拔除尿管，通常能自行恢复排尿功能。

产后尿失禁

〖产情记案〗

新妈咪小丽在一阵大笑之后内裤湿一大片，令她尴尬万分。有时在公园散步，宝宝想拉着她一起玩捉迷藏，她却只能一脸无奈地坐在长椅上，哄着宝宝独自去玩。因为只要跑动几下，尿就会顺着大腿而下，令她沮丧不已……

〖诊情解答〗

压力性尿失禁是指妈咪在大笑、打喷嚏、咳嗽或运动时不能控制的漏尿现象。

尿失禁会持续多久呢？不同女性尿失禁的时间会有很大差别。一些女性产后几个星期内就没问题了，而另一些人则可能持续几个月。如果在产后6~8周做检查时仍有尿失禁的问题，就要告诉医生了。

虽然对于导致产后压力性尿失禁的原因存在一些争论，但是定期做骨盆底肌肉练习似乎是帮助解决问题的最有效方法。要想让锻炼充分有效，你需要进行至少3个月的练习。而且这样做还有额外收获：由于骨盆底肌肉练习会促进会阴的血液循环，因此还有助于会阴伤口更快愈合。

同时，使用卫生巾可以防止漏尿带来的不适，尽量勤小便，以使膀胱不会太胀。另外，也别想着减少液体摄入量，相反，要多喝水、果汁或草药茶。

如果骨盆底肌肉练习没有帮助，医生会建议你去泌尿科作进一步检查。如果你完全控制不住尿流，并且小便时疼、尿液浑浊、小便恶臭，或有发烧等现象，可能是发生了尿路感染，一定要立即去医院就诊。

产后发烧

224

〖产情记案〗

新妈咪小翁刚刚生宝宝（顺产）20天，但是从第12天开始发烧，有时高达39℃，但没有腹痛，不咳嗽，不流鼻涕。开始时是按照病毒感冒治疗的，打了好几天吊针后却一点也不见好转。宝宝情况很好，小翁自己却没有食欲，心情烦躁，总是感觉嘴巴里面没有味道，吃什么东西都没有滋味，东西吃得很少，只有强迫自己喝一些汤。这种发烧是什么原因引起的，该怎么治疗？

〖诊情解答〗

有些新妈咪产后10余天内经常出现发烧的现象，这是由于致病细菌侵袭产后子宫内的创面，并扩散到生殖器官或盆腔其他部位引起的炎症反应。怀孕后期性交，不注意卫生，胎膜早破，分娩前或分娩时多次阴道操作，产道损伤以及健康状况差，如营养不良、贫血等都易造成这种炎症反应而引起发烧的现象。

上呼吸道感染、肾盂肾炎、乳腺炎等也可能使分娩后的新妈咪发生高热的症状，应注意与这些疾病的鉴别。

产后妈咪身体较为虚弱，本来就容易遭受感染的威胁，导致身体复原的速度减缓甚至造成种种危险。不明原因的发烧、疼痛及异常分泌物、出血为产后异常的警讯，妈咪如察觉到身体有异样，应迅速就医，避免延误病情。

最理想的方法是防患于未然。具体的预防措施是贯彻保健措施，增强孕妈咪体质，注意产前卫生，正确处理分娩，严格执行无菌操作，使缝合的会阴切口恢复正常的解剖关系。产褥期要加强护理，注意卫生。

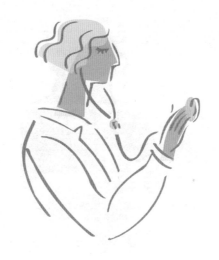

产褥中暑

〖产情记案〗

新妈咪阿琼生完宝宝才几天，婆婆为了不让媳妇因受风落下月子病，就关闭门窗，不让媳妇出房门，甚至大小便都在房间内。阿琼本人也怕身体有什么"闪失"，头裹毛巾，身穿长衣长裤，并束袖口裤脚，不敢洗脸洗脚擦身子。前天中午阿琼全身发热，还感觉胸闷、脉搏呼吸增快、面色潮红、出汗停止、皮肤干热、痱子布满全身、体温下降，于是来医院就诊。

〖诊情解答〗

体质虚弱的产妇在夏季分娩，如果产后经常处于高温、高湿环境中，很有可能体温调节中枢发生功能障碍而中暑。

中暑是种急性热病。开始时，仅感口渴、恶心、全身乏力、头晕、胸闷、心慌而多汗和尿频。此时，若能立即宽衣解带，移至通风凉爽处，补充水和盐，情况可迅速改善。如不及时解救，则病情必然进一步恶化，体温可骤升而高达40℃以上，此时产妇面色潮红，皮肤变干燥，有汗疹，出现呕吐、腹泻、谵妄或昏迷，随后面色转苍白、脉搏细速、血压下降、瞳孔缩小，终因虚脱而导致呼吸循环衰竭，即使抢救脱险，也可能由于中枢神经损伤而有严重后遗症。一旦中暑，首先要搬离高温环境，或迅速改善通风条件、降低室温。然后用冰水或井水浸浴；也可用40％的酒精或冷水湿擦全身，并在额头、腋窝和腹股沟等血管浅表处放置冰袋，同时用电风扇吹风，以尽快降低体温。血压降低时，应及时输注葡萄糖盐水，纠正酸中毒。

产褥中暑，重在预防。夏天分娩的新妈咪，切忌包额头，也不能穿长衣、长裤和袜子。住房必须保持通风凉爽，但应注意不让风直接吹在身上，以免着凉。平时多喝盐开水，以尿色淡黄为度。冬瓜汤与西瓜汁有清热解暑功能，宜多饮用。

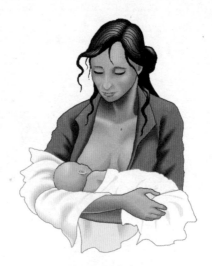

产褥乳腺炎

〖产情记案〗

　　新妈咪小夏生完宝宝（顺产）15天，就发现乳房有硬块且很痛，乳房皮肤发红，并伴有发烧的症状。该怎样防治？有什么更好的办法能消除乳房肿块？

〖诊情解答〗

　　急性乳腺炎多发于哺乳期的新妈咪，而且大多发生在产后1个月以内。这是因为新妈咪的乳头皮肤抵抗力比较弱，稍不注意保护就容易被宝宝吮破，从而导致乳头或乳晕破裂，细菌直接侵入感染。另外，妈咪乳汁过多时，如果不及时排空，也会导致乳汁淤积、乳管阻塞，从而引起局部血液循环不通畅而发生炎症。如果治疗妥当，乳腺炎可在1周左右治愈。由于乳腺炎只感染乳房组织，与乳汁无关，因此不会传染给宝宝。

　　产褥期乳腺炎的治疗须视炎症情况而定。一般在有乳头皲裂时应停止喂哺，局部用3%的硼酸液清洁后，涂以鱼肝油铋剂或复方安息香酸酊；如无乳头皲裂，在乳腺炎初期仍可哺乳。如有乳汁淤积，可局部轻柔按摩或用木梳的背缘轻轻向乳头方向梳通，局部冷敷。炎症明显时，应停止哺乳，吸出乳汁，用绷带托起乳房，局部热敷，用热毛巾盖住发炎的乳房，采用热敷的形式，每次20～30分钟，每天3～4次；也可以把浴缸放满温热的水，侧身躺在里面，把患病的乳房浸在水中，有利于早期炎症的消散。

　　总之，掌握正确的方法，频繁而有效的哺乳是预防乳腺炎的关键，一旦患有乳腺炎也应在系统治疗的同时继续哺乳，停止哺乳会造成乳汁淤积，导致乳腺炎的发生。所以，在刚刚感到乳房疼痛、肿胀甚至局部皮肤发红时，不但不要停止母乳喂养，而且还要勤给宝宝喂奶，让宝宝尽量把乳房里的乳汁吃干净。因为继续哺乳对婴儿很安全。突然断奶或中断喂哺可延缓疗程或导致并发症的发生。

产后刀口痛

〖产情记案〗

新妈咪阿媛剖腹产100天了，前几天鼻炎犯了总打喷嚏，有一次打得厉害了，肚子抻了一下，然后就感觉伤口右边不对劲。今天感觉更明显了，一弯腰就有点疼，弯下腰一摸，发现里面的刀口两端各有一个小的鼓包，左边的没感觉，右边的有点痛。这几天，阿媛剖腹产的刀口一直都很痛。她很是郁闷：这是怎么回事？

〖诊情解答〗

在生产以后，刀口愈合后还是隆起，并在按压时有疼痛感，可能是形成了疤痕疙瘩。一般来讲，刀口的疤痕组织主要成分是胶原纤维。经过一段时间胶原纤维会被分解、吸收，从而使疤痕组织变软、变小、疼痛感减轻或消失。但有少数产妇天生属于疤痕体质，即伤口在愈合阶段胶原纤维合成过多，致使疤痕肥大，形成高出皮肤并在按压时有疼痛的不规则硬块，也就是疤痕疙瘩。

出现这种情况应尽快请医生仔细观察一下，确定刀口是否形成了疤痕疙瘩。可在局部外敷药膏，以减轻疤痕疙瘩及不适症状。不过，最好在医生指导下使用药物。如果疤痕特别严重，可去医院做手术把疤痕切掉，再用特殊材料重新缝合刀口。

产后颈部酸痛

〖产情记案〗

产后一个半月了，新妈咪小俞颈部十分酸痛，每天都要到凌晨三四点才睡得着。醒来后，她只觉得四肢关节无力。有什么办法消除这种症状呢？

〖诊情解答〗

一些新妈咪由于乳头内陷，婴儿吮奶时常含不住乳头，这就迫使做新妈咪的要低头照看和随时调整婴儿的头部，加之哺乳时间较长，容易使颈背部肌肉出现劳损而感到疼痛或不适。此外，患有某些疾病如颈椎病等，也会加剧神经受压的程度，导致颈背酸痛以及肩、臂、手指的酸胀麻木，甚至还会出现头晕、心悸、恶心、呕吐、四肢无力等。

新妈咪不良的姿势也容易使颈背部的肌肉紧张而疲劳，产生酸痛不适感。此外，为了夜间能照顾好宝宝，或为哺乳时方便，习惯固定一个姿势睡觉，造成颈椎侧弯，引起单侧的颈背肌肉紧张，导致颈背酸痛的产生。

在明白颈背酸痛的原因后，即可找出预防此病的措施。如及时纠正自己的不良姿势和习惯，避免长时间低头哺乳；在给小孩喂奶的过程中，可以间断性地做头往后仰、颈向左右转动的动作；夜间不要习惯于单侧睡觉和哺乳，以减少颈背肌肉、韧带的紧张与疲劳；平时注意进行适当的锻炼或活动。此外，要防止乳头内陷、颈椎病等疾患，消除诱因；要注意颈背部的保暖，夏天避免电风扇直接吹头颈部；同时要加强营养，必要时可进行自我按摩，以改善颈背部血液循环。

产后背部疼痛

〖产情记案〗

新妈咪阿群生完宝宝前三天没有好好休息，早早地就下床了。现在站着抱宝宝一会儿就觉得腰酸背痛了。阿群心里好郁闷，都过了42天了，怎么还没有恢复好呢？

〖诊情解答〗

背部疼痛是在整个怀孕期及分娩后最初几个月最常见的症状。怀孕期间，体内产生大量的荷尔蒙弛缓素。它使韧带变软且较富有弹性而容易伸张。这主要是为了使骨盆的关节扩张并分开，以便胎儿娩出。大约生产后3～5个月，弛缓素才能恢复正常状态。这段期间，要特别注意背部，以避免背部受伤。

轻微的不适可能是因为不正确的姿势、压力与一般性的疲倦而引起的。要检查自己的姿势，同时要确实遵守保护背部的提示。要记得不论是在采取任何姿势时，都要保持松弛的状态。同时，避免任何不必要的肌肉伸张。最重要的是，要注意如何避免肌肉的过分疲劳。

不论站立的时间长或短，都会使背部下方感到疼痛。轻轻地提起一只脚，可以减轻背部下方的压力。如果家中的灶台很低，在清洗碗盘的时候，可以把灶台垫高，可避免因弯着腰洗碗盘而导致背痛。

坐着时，应该尽量靠着椅子，最好是用小枕头垫在背部，以维持背部下方良好的姿势。当婴儿还小的时候，把他放在自己大腿上的枕头上。这可以避免使肩膀部分过于紧张。如果日常生活中坚持正确的姿势，但仍有背痛，就要找出引发疼痛的真正原因，以减轻症状和避免下次再度发生。

任何持续性或严重的背痛都应该让医师检查，因为背部的毛病往往会变成慢性疾病而难以矫正。

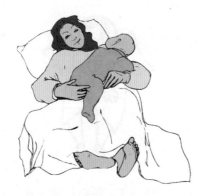

产后骨盆痛

〖产情记案〗

新妈咪阿金生小孩后快一个月了，每当仰躺睡想要翻身时，骨盆与大腿的关节就痛，需要慢慢地移动屁股才能翻身，走路和上下楼都没事，用力按摩会好一些，但过后又会痛。这种现象要怎样做才能消失？

〖诊情解答〗

新妈咪分娩时产程过长，胎儿过大，产时用力不当，姿势不正以及腰骶部受寒等，或者当骨盆某个关节有异常病变，均可造成耻骨联合分离或骶髂关节错位而发生疼痛。此外，在韧带未恢复时，由于外力作用如怀孕下蹲或睡醒坐起过猛、过早做剧烈运动、负重远行等，均易发生耻骨联合分离。表现为下腰部疼痛，并可放射到腹股沟内侧或大腿内侧，也可向臀部或腿后放射。

一般来说，此病发生几个月至1年后，疼痛会自然缓解。如果长期不愈，使用消炎止痛药即可减轻疼痛，或进行推拿。

要防止产后骨盆痛，预防是关键，应注意以下几点：怀孕后多休息，少活动；但不能绝对静止不动，不要做过分剧烈的劳动或体育锻炼，可适当做一些伸屈大腿的练习。尽量避免腰部、臀部大幅度的运动或急剧的动作。产后避免过早下床或在床上扭动腰或臀部。患有关节结核、风湿症、骨软化症的女性应在怀孕前治愈这些疾病，然后再考虑怀孕。

产后四肢痛

〖产情记案〗

新妈咪阿馨生宝宝25天了，出现四肢关节疼痛，还感觉四肢骨头痛，特别是左手拇指到手腕的关节处和凸起的那块骨头处根本不敢碰，很痛，整个左手腕不敢用力，就连起床也不敢用左手支撑。而且双手的手指关节在睡醒后还是带有麻木的痛。手指有时抽搐，脚后跟有时也会疼痛，最近又开始出现小腿晚上抽搐。这是什么原因呢？

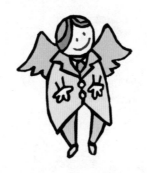

〖诊情解答〗

产后四肢疼痛与怀孕、分娩和哺乳有关。怀孕使内分泌发生变化，导致关节韧带松弛，弹性下降，加之胎儿需钙量增加使孕妈咪骨密度降低；分娩造成气血两虚，受凉后容易引起肌肉和关节炎症；产后为宝宝哺乳，需钙量继续增加使腰和四肢的骨密度继续下降；产后休息不当、过早站立、端坐，或长时间抱宝宝，或以某一固定姿势喂奶造成肌肉疲劳等，都容易使女性在产后出现四肢疼痛。

为了避免产后发生疼痛，产后多休息，不要过早站立或做过多家务。每天坚持做保健操，注意身体保暖，但也不宜捂得太严实。怀孕期及哺乳期要坚持补钙。为减轻疼痛不适，每天注意摄入富含钙的食物，如牛奶、豆制品及海产品等，并服用钙剂。

疼痛明显时局部进行热敷或理疗，也可采用针灸、中药熏蒸等方法，或到医院做超声波、神灯等物理治疗。

产后大腿根痛

〖产情记案〗

新妈咪小徐产后20天，这段时间躺在床上一会，大腿根就会疼痛，起床和翻身都不方便。这是怎么回事，有什么办法治疗？

〖诊情解答〗

如果分娩时采取的是剖宫产，进行硬膜外麻醉穿刺时一旦损伤神经根，就会在手术后出现大腿根疼痛和麻木感；如果在产后发生了盆腔感染，大腿根部也可能会出现疼痛，但只是在按压时出现，局部并无疼痛感。

如果产后大腿根痛，应及早去医院骨科确诊，观察是否是骨科疾病所致；如果不是，及早找出其他疼痛的原因，以便尽快采取相应的治疗。

如果是神经根被损伤，最好去看神经科医生，采用理疗或维生素B_{12}注射治疗；如果是盆腔感染所致，应积极治疗原发感染；如果是深静脉血栓引起，应抬高疼痛侧大腿，同时进行抗凝和抗炎治疗。

产后静脉栓塞

受传统观念影响，新妈咪阿澜认为在月子里如果过早活动会伤身子，甚至一辈子落下病根。有一天，阿澜出现发热症状，特别是发现下肢出现肿胀、疼痛等现象，阿澜及时到医院就医，医生诊断为静脉栓塞。

〚诊情解答〛

产后静脉栓塞是新妈咪在月子里容易发生的一种疾病，特别产后第一周是栓塞的多发期。一般来讲，静脉栓塞以下肢最为常见，还可发生于门腔静脉、肠系膜静脉、肾静脉、卵巢静脉及肺静脉等。

产后静脉栓塞的危害很大，可能引发很多不良后果：栓塞发生在小腿的静脉时，可在小腿皮肤上见到一条条血红的肿胀血管。这不仅使新妈咪感到发胀，并在小腿弯曲时引起疼痛。当大腿形成血栓性静脉炎时，整个下肢的皮肤都会变得肿胀、发硬、发白，造成疼痛和行走困难。

当栓塞发生在盆腔静脉中时，新妈咪出现腹痛、高烧等症状，并伴有下肢压痛、皮肤发红和水肿等不适。如果血块随着血液流动跑到肺部，就会引起深部静脉栓塞。深静脉发生栓塞是围产期的一种严重并发症。因为，深静脉中的栓子小，容易脱落游走。当栓子阻塞肺动脉时，就会发生肺栓塞，导致产妇猝死。

产后静脉栓塞的预防要注意以下几点：产后第一周是栓塞多发期，新妈咪应及早下床，并做适量运动。掌握由小到大、逐步增加的运动原则，以不感到疲劳为限度，特别是剖腹产分娩的新妈咪。当下肢出现静脉瘤时，平时行动要小心，避免磕碰静脉瘤。如果刚刚形成静脉曲张，每天起床后趁着静脉曲张和下肢水肿较轻时，穿上高弹力的袜子，或在小腿由下而上地缠上弹力绷带，待晚上临睡前取下。

平时要注意经常变换体位，如果不得不久站或久坐，如白天在办公室久坐时，半个小时就要起来走动一下，使脚部得到活动。条件允许时可把双腿抬起放在桌子上，久站时要注意不时地调整姿势，如让一只脚膝略为弯曲地站立。这样，就可把身体的重心轮流地放在两条腿上，促进下肢静脉血液回流到心脏，减轻静脉曲张。睡眠时特别是夜间，要用枕头将脚垫得略高一些，促进下肢静脉血液顺畅回流。

避免用过冷或过热的水洗澡，用与体温相同的水最为适宜。内衣、内裤要宽松一些，不要过紧地勒住腹部，以免影响静脉血液回流。为了减轻静脉压力，要防止或及时纠正便秘，每次蹲厕不要时间太长，有咳嗽或气喘时应积极治愈。

为了防止血栓性静脉炎的发生，可在每天起床前先做一些活动脚趾头的运动，然后动动脚并抵住床边压压，再左右移动。

一旦新妈咪出现发热，必须警惕是否发生静脉炎，特别是发现下肢出现肿胀、疼痛等现象时更要及时就医。对新妈咪来说，及早采取预防措施是最佳策略。

产后手腕痛

〖产情记案〗

宝宝呱呱落地给新妈咪雅欣带来了无限的幸福与快乐，雅欣对这娇嫩的小生命呵护备至，忙碌的日子也就从此开始。给宝宝换尿布、洗澡、喂奶、抱着宝宝入睡，凡是宝宝的事情雅欣都要亲力亲为，但是还没出"月子"，雅欣就感到力不从心了。原来是雅欣的手腕在作怪，前些日子雅欣的手腕就开始疼痛，她并没有太在意，照样忙这忙那，可最近越发疼痛，手腕不敢下垂，抱宝宝更是费力，急得雅欣要哭了。这到底是怎么了？

〖诊情解答〗

孕妈咪在分娩时，皮肤的毛孔和关节被打开，加之产后气血两虚，一旦受凉风寒就会滞留于关节肌肉中，引起"月子病"。加之给宝贝换尿布、喂奶及做其他家务，会造成肌肉关节的损伤加重，致使手指和腕部的肌腱和神经损伤，引起"伸腕肌腱炎"和"腕管综合征"，出现手指和手腕疼痛。

得了产后手腕痛首先要注意身体保暖，不要过早使用凉水做家务。平时，洗手、洗脚、洗脸注意使用热水，避免接触凉水。在照料宝贝时不要过于劳累，当手腕和手指出现疼痛时一定要注意休息，照料宝宝的事最好请他人暂时代劳。在手腕和拇指剧痛后，每天坚持做伸屈锻炼。但不要随意用力按摩疼痛处，必要时应及时去看医生，并在医生指导下用药，首选养血祛风、散寒除湿的中药。

产后腰痛

〖产情记案〗

新妈咪小薇半年前顺利生下一个体重为6斤半的儿子，新生命的到来让全家欢天喜地。小薇做妈咪是兴奋而忙碌的，可是一向健康的她，出了月子就一直腰痛，到了很多家医院检查，有的医生说是产后风湿，有的说是腰肌劳损。她做过火疗，到社康中心做过推拿按摩，扎过小针刀，但效果不佳。这是怎么回事呢？

〖诊情解答〗

怀孕以后，孕妈咪由于受孕期体内激素的影响，身体各个系统都会发生一定的改变，钙参与骨的代谢，孕妈咪常规的饮食已经不能满足母婴的钙需要量，孕妈咪需要补钙。分娩以后更是人体处于比较虚弱的状态，产后的妈咪消耗了大量的能量，很多妈咪都在坚持母乳喂养，钙流失也非常严重。缺钙容易引起腰痛。长时间固定姿势会引起单侧的肌肉疲劳，导致产后腰痛的产生。此外，产后受凉，起居不慎，闪挫腰肾以及腰骶部先天性疾病，或者受凉都可能引发产后腰痛。

要预防产后腰痛，应从孕期做起。首先，多吃牛奶、米糠、麸皮、胡萝卜等富含钙、维生

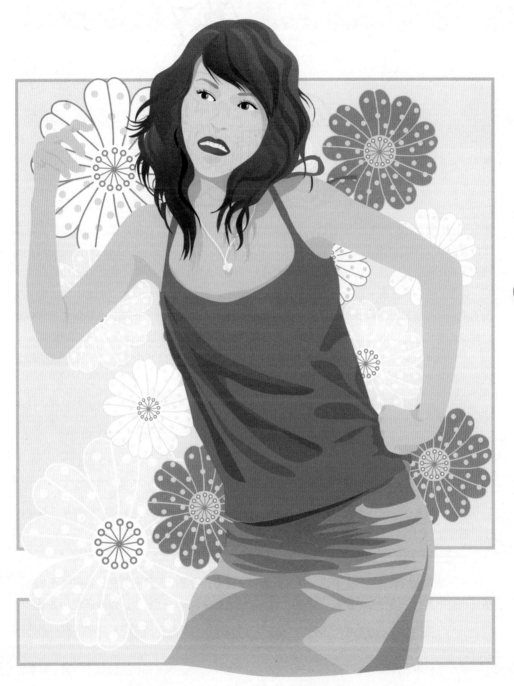

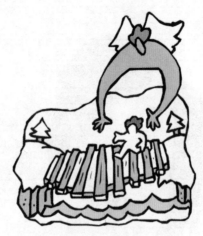

素C、D和B族维生素食物，适当补钙，增加素食在饮食中的比例，避免体重增大腰部的负担，造成腰肌和韧带的损伤。至于产后，妈咪们应尽早下地活动，产后3个月内进行适当运动，如将常用物品放在适宜的高度，使妈咪不用弯腰即可伸手拿到，避免经常弯腰或久站久蹲。

给宝宝喂奶时注意采取正确姿势：坐着或躺着喂奶的姿势都可以，最好躺着喂奶。如需要坐着喂奶，可以把一只脚放在一个脚踏上。最好在膝盖上放一个枕头抬高宝宝，以免把身体重心都放在腰部。产后睡觉应仰卧或侧睡，经常更换卧床姿势，注意腰部保暖，避免提重物。

产后两周开始做加强腹肌和腰肌的运动，比如仰卧起坐和缩肛动作等，增强腰椎的稳定性，也利于恶露排出，利于子宫复位。

凡是属于上述情况的，应及时就医，请医生帮助处理，但孕妈咪自己做好预防保健工作也可以减轻产后腰痛的发生。

- -

产后肛裂
- -

〖产情记案〗

新妈咪阿芸生完宝宝45天后就得了肛裂，弄了中药洗后涂上马应龙药膏，治疗半个月后好了，而宝宝8个月时，伤口又流血了。这肛裂的病怎样才能彻底根治？

〖诊情解答〗

新妈咪易患肛裂的原因主要是：饮食质量高而精细，容易引起便秘。有的新妈咪吃羊肉、姜汤等热性食物，而很少吃蔬菜、水果，加上新妈咪卧床休息、活动少，以致肠蠕动减慢，大便在肠道内停留时间过久，水分被吸收而过于干燥、硬结，引起排便困难，导致肛裂，大便时肛门疼痛甚至出血。

防止肛裂的方法是：改变饮食结构。宜多吃些新鲜蔬菜、水果等，以增加大便量；多吃鱼汤、猪蹄汤，以润滑肠道和补充足够的水分。

产后痔疮

新妈咪小米生完宝宝4个月了，月子里面就发现有痔疮了，可又不敢用药，因为宝宝要吃奶。现在痔疮都长出来了，不过大便时不疼，她为此很是苦恼，不知道什么时候可以做手术，因为现在还要给宝宝喂奶。可是如果不做手术，又该怎么办呢？

〖诊情解答〗

怀孕期间子宫扩大，会直接影响直肠及肛管的静脉回流，使得静脉充血、扩张，加上分娩时的用力，更会使静脉回流出现障碍，因此，部分的新妈咪会在生产后引发痔疮。同时孕期也因肠胃蠕动减慢而造成便秘，有时干硬的粪便会擦破黏膜而导致出血，严重时更可能造成脱肛，引起肛门剧烈疼痛。产科专家指出，一旦肛门有肿块，合并出血、痒感，且肛门有压迫感及异物感，应寻求医师诊察，以鉴别是否患了痔疮或有其他问题。

如果是轻微的痔疮的话，可以暂时使用保守治疗，比如每天晚上坐浴熏蒸，外用痔疮膏或肛塞栓剂等，平时注意养成良好的生活习惯，预防便秘的发生。此外，在日常生活中要多注意，每天早上起来的时候喝一杯温盐水或凉的白开水，以促进肠蠕动。饮食宜清淡，少食辛辣、煎炒、油炸等不消化和刺激性食物，多食水果、蔬菜和纤维性食物，多饮水，尤其是多食香蕉、蜂蜜等润肠通便食物。每天定时大便，即使没有大便也要定时到厕所做排便条件反射训练。每次大便时间不宜过长，以5分钟左右为宜。不要久站或久坐，适当增加运动，特别是提肛运动。便前便后坐浴熏蒸，保持肛门的清洁。

在大便干燥的情况下，可以适当服用润肠通便的药物。但不可自己随便乱用泻药、排毒药等。

产后风

〖产情记案〗

新妈咪阿惠的分娩过程很顺利，但月子保健没有到位，生完小孩3个月了，由于坐月子期间受了风，现在总感觉膝关节和胳膊肘处进风，很不舒服，特别是在空调房。左手指有发胀感，吃了几副中药也不见好转，落下个"产后风"，全身肌肉关节麻木、疼痛、怕风、怕冷，且伴有头痛、头晕、眼眶疼痛、眼睛干涩或多泪等症候。做了妈咪的阿惠很害怕留下终身关节痛等后遗症。

〖诊情解答〗

新妈咪需要6周时间才能恢复正常的身体状态。如果新妈咪在这段时间内调理不当，一生都要承受产后风的折磨。高龄分娩、难产、剖腹产、多次流产的产妇更易患产后风。一般在产后8周出现症状，如果放任不管，就有可能持续数月甚至数年，因此一定要注意。

产后风表现为产后眩晕、头沉或疼痛，腰部、膝盖、脚腕、手腕等发麻、疼痛，冒冷汗，

235

身体发冷，哆嗦等症状。如果出现不明原因的出汗、身体乏力、心慌或者心悸、食欲骤降等现象，就应怀疑有产后风可能。病情严重时，即使是三伏天，没有盖被子也不能入睡。

预防及治疗产后风应注意以下内容：分娩前一点小小的刺激在分娩后都会出现问题，因此产后2～3周内绝对不能过度活动关节。新妈咪在产褥期要避免受寒，不能吹冷风或是喝凉水，饮食方面也不能吃凉的或刺激性的食物。平时要特别注意避免身体劳累或精神刺激。不仅是正常分娩的产妇，剖腹产、自然流产后的产妇也有患产后风的可能性，因此一定要注意。

预防产后风的食品有鲤鱼、黑鱼、猪蹄、南瓜等。但补养食品顾名思义是为了补充元气而食用，不能一次服用太多或者只吃一种。中药中的产后补药对补充新妈咪气血、帮助产后快速恢复、预防产后病效果显著，但必须在恶露排净的产后3周服用。恶露全部排出之前服用补药反而会诱发产后风。要治疗产后风，可以煎服具有补充体力功效的人参、黄芪、当归、熟地黄等药材。

产后风应当及早治疗，否则非常难治。治疗产后风一般用中药，如果出现骨节发冷、关节刺痛等产后痛症状时，建议立即去中医院接受必要的治疗。

产后头晕

〖产情记案〗

生下宝宝70天左右的时间，新妈咪赵青开始出现头晕现象，只是晕，没有别的症状，体力也没有变化，精神也好，胃口也好，奶水也够。晕的时间持续5秒左右，一天出现好几次。这样的情况是否正常？

〖诊情解答〗

准妈咪怀孕期间很容易发生贫血，又加上生产过程中的出血，因此不少产妇产后都有不同程度的贫血，就会出现因贫血引起的头晕、耳鸣等。产后休息不好，加上产后身体虚弱、过度疲劳，也会产生头晕等症状。

为安全起见，新妈咪第一次下床，应有家属或护理人员陪伴协助，下床前先在床头坐5分钟，确定没有不舒服再起来。万一新妈咪有头晕现象，要让她立刻坐下来，把头向前低下，在原地休息，给她喝点热水，观察她的脸色，等到血色恢复了，再扶她回到床上。下床排便前，要先吃点东西才能恢复体力，以免昏倒在厕所。

引起头晕的原因很多，产后月经期间头晕，考虑为产后身体尚未完全恢复，再加上经期失血有可能导致贫血而引起头晕，也有可能是其他疾病所致。建议加强营养，适当休息，增强体质，避免受凉，及时到医院进行相关检查，查明原因，对症治疗。

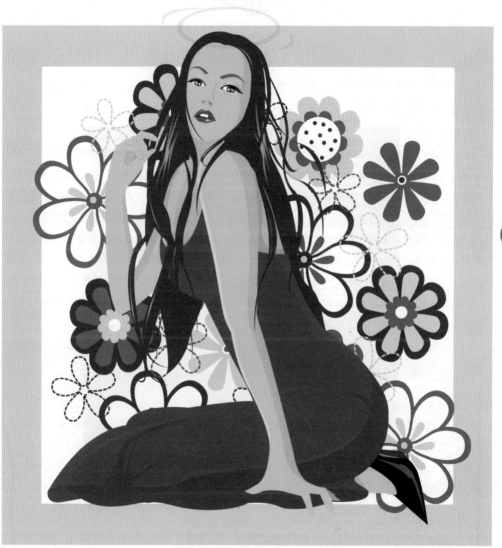

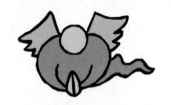

产后脱发

〖产情记案〗

　　新妈咪刘莲生了小宝宝后，脱发现象很严重，头发一把一把地掉。刚开始她以为过一阵子会好些，但现在宝宝6个月了还是脱发，只比前几个月好些，有什么办法可以治疗吗？

〖诊情解答〗

　　不少女性原来有一头乌黑光亮的秀发，但在分娩后2～6个月头发会逐渐变黄，并有不同程度的脱发，医学上称之为"分娩后脱发"。如果孕妈咪在分娩后 2～6个月内，体内雌激素分泌减少，就会发生脱发。此外，有些孕妈咪害怕生育女婴，尤其是女婴出生后受到丈夫或长辈的虐待等，更使新妈咪情绪低落、消沉，精神压抑或严重创伤，引起人体代谢机能的下降，也会诱发产后脱发。孕妈咪在孕期饮食单调，母体和胎儿对各种营养素的需要量增多，没有及时补充新营养物质，在分娩后也极易造成体内蛋白质、钙、锌、B族维生素等营养素的缺乏，影响头发的正常生长与代谢，使头发枯黄、易断和脱落。

　　如果出现了产后脱发，可服用维生素B_6及养血生发胶囊，外用生姜片经常涂擦脱发部位。产后脱发一般在6～9个月后即可恢复，重新长出秀发。

　　产后脱发除了注意休息、保证睡眠外，还应辅以食疗，对防治产后脱发效果颇佳。下面就推荐两款效果显著的药膳。

龙眼人参炖瘦肉

　　龙眼肉20克，人参6克，枸杞子15克，瘦猪肉150克。先将瘦猪肉洗净切块，龙眼肉、枸杞子洗净，人参浸润后切薄片，再将全部用料共放炖盅内，加水适量，以文火隔水炖至肉熟，即可食用。每日1剂。此方大补元气、养血生发，适宜于妈咪产后气血亏虚而引起脱发者食用。

枸杞黑豆炖羊肉

　　枸杞子20克，黑豆30克，羊肉150克，姜片、盐各适量。先将羊肉洗净切块，用开水汆去腥味，再将枸杞子、黑豆分别淘洗干净，与羊肉共放锅内，加水适量，放入姜片，武火煮沸后，改用文火煲2小时，加入盐调味即可食用。每日1剂。有补益肾气、养血生发之功效，适宜于妈咪产后肾气不足、精血亏虚而引起脱发者食用。

产后抑郁症

〖产情记案〗

今天是新妈咪艾菱生完宝宝的第54天，心情很不好。月子里头几天都是艾菱妈妈在照顾她，当妈妈不在的这段期间，艾菱的心情一直处于低潮，怎么都高兴不起来，自己有时候都偷偷地流眼泪。艾菱自己一个人在卫生间洗东西的时候，突然觉得自己好像已经没有任何活在这世上的价值了，早点死了也许会更好。当时艾菱都被自己的这种想法吓住了，突然不知道怎样去做。之后的几天，她什么话都不想说，和谁都不想说话。以前的艾菱不是这样的，和现在完全不是一个样子。艾菱不知道该怎么办，不知道这是不是产后忧郁。

〖诊情解答〗

产后抑郁症也叫产后忧郁症，是新妈咪在生产孩子之后由于生理和心理因素造成的抑郁症。

产后抑郁的主要因素是疲倦。在宝宝幼儿阶段，母亲最缺乏的就是睡眠。小婴儿需要喂食无数次，因此在最初的几周，新妈咪晚上要起来喂好几次奶，睡觉也不得安稳。极度的疲乏往往使新妈咪感到生活没有乐趣，前途迷茫。体力、精力的恢复是避免产后抑郁症的关键。护士和家人应帮助新妈咪认同母亲的角色，主动关心她们，消除新妈咪自认为无能的心态。新妈咪本人要注意多休息，保证充足的睡眠；不要强迫自己做不想做的事，保持情绪稳定；多和亲人沟通，有助于排解心里的不快。到过了这段令人疲惫的时期后，宝宝晚上的睡眠时间就会逐渐地拉长，有时一晚上只需要起来一次，这时，你的身体就会逐渐好转，疲劳程度也会降低。

另外，产后抑郁完全可以预防。新妈咪本身要保持心情舒畅，对自身的心理变化要有意识地控制，切不可听之任之导致忧郁、愁闷。不管怎么说，对新妈咪来说最大的慰劳和鼓励还是丈夫的爱。如果妻子在分娩后发脾气至歇斯底里的程度或是心里郁闷到极点，丈夫应该努力使自己表现出更多的关爱与理解。丈夫不应把育儿和家务想象成是妻子分内的事，应积极帮助妻子料理家务。

产后抑郁症的高危人群有：未满20周岁的新妈咪；未婚的单亲妈咪；收入少、经济状况差、居住条件差的新妈咪；新妈咪本人出身于单亲家庭；新妈咪本人在童年时期因父母照顾不周而一直缺乏安全感；新妈咪在怀孕期间同丈夫关系不好或缺乏家人的关心；新妈咪受教育程度不高，孕前或怀孕期间常出现情绪失控的现象；可以深谈或依赖的家人或朋友很少；怀孕或产后期间生活压力太大。

如果忧郁症逐渐加深或是仅仅依靠自己的努力而未能解决时，就应毫不犹豫地向医生咨询，接受必要的治疗。

第五节　产后营养与运动

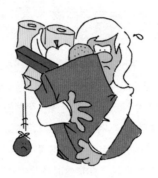

产后营养补充

〖产情记案〗

阿燕按照家里老人 "产后要大补" 的意见，吃了高脂肪的东西，她来咨询这种产后营养补充的方法是否可行。

〖诊情解答〗

产后营养同产前一样，十分重要。每个人的体质不同，对营养的需求也不完全相同，不适当或过量的补充反而有害身体。产褥期的饮食一方面要保证新妈咪自身的营养需要，另一方面还要考虑为哺乳宝宝所需的乳汁的质量。新妈咪刚分娩后多喝汤，可使乳汁分泌增加。有人认为新妈咪喝的汤越浓越好，脂肪越多营养越丰富。实际上这是不科学的，高脂肪食物会增加新妈咪乳汁的脂肪含量，容易引起新生儿腹泻，同时也会使新妈咪身体过于发胖。正确做法应是多喝些含蛋白质、维生素、钙、磷、铁、锌等营养元素较多的汤，如肉汤（鲫鱼、鸡肉、猪蹄、排骨汤等）、蔬菜汤、水果汁等。应粗细搭配，同时应多吃新鲜蔬菜和水果。否则容易造成维生素C及膳食纤维的缺乏，对乳母喂奶、婴儿生长发育都有一定的影响。

注意维生素及无机盐的补充。怀孕期女性大部分患有缺铁性贫血症，药补效果不好，对胃肠道有刺激，产后应加强食补，动物血、肝脏及深绿色蔬菜都属于含铁量丰富的食物。

新妈咪每日热量的供给应比平时增加800千卡左右，也就是在3000千卡左右。因孕妈咪分娩时大量液体排出，如羊水、胎盘等，在生产过程中出汗较多，所以产后应多给高热量的流质饮食，多喝汤水，以利促进身体恢复和促进乳汁的分泌。

因新妈咪产后都呈负氮平衡，故在产褥期要大量补充蛋白质。若条件许可，应以动物性蛋白质为主，如牛奶及其制品、鸡蛋、大豆及其制品都是蛋白质和钙较好的食物来源。不吃或少吃刺激性食物。

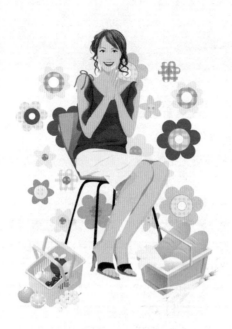

产褥期的饮食

〖产情记案〗

　　阿芸很担心自己的产褥期饮食问题，虽然也有不少密友给她提供很多产褥期饮食资讯，但她还是很茫然，不知产褥期到底该吃些什么好。

〖诊情解答〗

　　产褥期时间一般为6～8周，在产褥期，母体在生理上发生了一系列的变化，这些变化对饮食提出了特殊的要求。此时期内主要是补充怀孕和分娩时的消耗，促进母体组织修复和体内各器官尽快恢复，改善机体营养及提高抗病能力和提高乳汁分泌所需营养。不注意产褥期的营养，将会影响乳汁的质和量，从而不利于婴儿的生长发育，也不利于新妈咪身体的恢复。因此对产褥期的饮食应予以足够的重视。

　　产褥期饮食营养须注意以下几个方面：

　　新妈咪在产后1～2天后最好吃些清淡而易消化的食物，以后逐渐增加含有丰富蛋白质、碳水化物及适量脂肪的食物，如奶、蛋、鸡、鱼、瘦肉、肉汤、豆制品、奶制品等。新妈咪还需要较多的水分，所以应多吃些流质食物，如红糖水、牛奶、菜汤、排骨、猪蹄汤等。鸡肉、鱼肉含蛋白质高，脂肪少，煮汤味道鲜美，由于有含氮浸出物，既能刺激食欲，又能促进乳汁分泌。老母鸡比公鸡含氮浸出物多，我国传统习惯给产妇炖鱼汤、母鸡汤，这是增加新妈咪营养的好办法。另外还需要注意维生素及矿物质的补充，可多吃些新鲜水果和蔬菜等；为了防止便秘，也要多吃些粗粮。新妈咪膳食应多样化，易消化。每天可安排5～6餐。注意减少脂肪供给量，少油腻；菜肴不要过咸，以免体内潴留较多水分，加重心脏负担。

产后1～3日配餐推荐

早餐：肉丝挂面汤（猪肉25克，面粉50克，菠菜叶少许），豆浆50～100克。

加餐：蒸蛋羹（鸡蛋50克），橘子50克。

午餐：大米绿豆稀饭（大米60克，绿豆10克，红糖10克），鸡蛋薄饼（鸡蛋50克，花生油少许），紫菜虾皮汤（紫菜10克，虾皮10克）。

加餐：藕粉100克，香蕉1根。

晚餐：小米稀饭（小米100克），红糖水荷包蛋（鸡蛋100克，红糖10克），白菜炖豆腐（白菜叶100克，豆腐50克）。

加餐：玉米面粥（玉米面50克），芝麻饼（芝麻10克，面粉50克），牛奶200克。

- -

产褥期的每日食物构成推荐品种和数量

食物选择方面，产妇在产褥期可比平时多吃些动物性食品，如鸡、鱼、瘦肉、动物血及肝脏等，豆类及其制品、新鲜蔬菜、水果和牛奶、奶制品也不可忽视，吃甜食时可用红糖调味。

- -

具体食物和数量

谷类食品：450克，如咸面包、咸饼干或烤馒头干，大米、小米、玉米面粥、面条等。

蔬菜类：400～450克，以黄瓜、茼蒿、生菜、番茄、胡萝卜、西兰花、萝卜等红、绿色蔬菜为主。

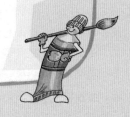

水果类：100克，以橘子、苹果、香蕉、梨、西瓜、猕猴桃等时令水果为宜。

畜禽肉类：200克，如鸡肉、鹌鹑、鸭肉、牛肉、羊肉、猪瘦肉等。

鱼虾类：50克，如鲫鱼、鲢鱼、鲩鱼、带鱼、鲤鱼、对虾、河虾等。

蛋类：150克，如鸡蛋、鸭蛋、鹌鹑蛋、鹅蛋、鸽蛋等。

奶类及奶制品：250克，如鲜奶、炼乳、奶片等，最好食用酸奶或鲜奶。

豆类及豆制品：50克，豆奶、豆腐、豆浆、豆芽等。

油脂类：25克，如豆油、花生油、菜籽油、香油和少量动物脂肪。

其他：20克，不可缺少芝麻、红糖等补益食物。

产褥期日常配餐方案

早餐：面包（面粉100克，芝麻酱15克），牛奶煮鸡蛋（鸡蛋100克，牛奶250克，白糖10克），糖醋藕片（藕50克）。

加餐：苹果100克。

午餐：番茄牛肉面（挂面175克，牛肉100克，番茄150克，豆苗30克）。

加餐：牛奶250克，葡萄100克。

晚餐：米饭（大米200克），虾皮菠菜（虾皮10克，菠菜150克），鸡肉炒黄豆芽（鸡肉100克，黄豆芽50克）。

加餐：醪糟蛋（鸡蛋100克，醪糟20克，白糖10克）。

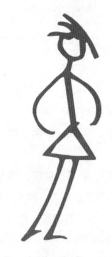

产后恢复式运动

〖产情记案〗

　　阿琼在产后2个月内，想进行适当的运动来帮助自己恢复良好的体质。她向医生询问要解决因生产而留下的多余脂肪应采用什么样的运动方式比较好。

〖诊情解答〗

　　怀孕和生产使女性的身体发生了一些变化，例如骨盆腔底部肌肉松弛、关节和韧带受伤等。新妈咪的产后运动应注意循序渐进，如能坚持在分娩后进行5个月左右必要的身体锻炼，不仅对体质以及形体的恢复有益，还可将全身的肌肉炼得结实一些，消除腹部、臀部、大腿等处多余的脂肪，恢复怀孕前的健美身姿。

　　产后运动分为2个阶段。第一阶段是从产后3天到3个月，运动主要包括：骨盆腔底部肌肉训练、腹部肌肉运动、腿部肌肉运动、胸部运动等。新妈咪最好在床上做，从最简单的运动做起，根据自己的身体状况决定运动量的大小，以不累不痛为原则。第二阶段从3个月到6个月，此时最好进行全身肌肉力量的恢复训练，并加强腹部和骨盆腔底部肌肉锻炼，运动量还是根据个人体能而定。至于剖宫产的新妈咪，则需要推迟运动的时间，一般根据医生的指示，在伤口愈合良好之后再进行适量的运动。

　　产褥期正确的运动方法是成功的必要条件。如何知道自己运动是否正确？简单的测试方法是：以食指经阴道直接感觉肌肉的收缩与放松。或者排尿时，要能做到收缩（小便中断）与放松(小便续流)。

　　正确的运动，只需要早晚5分钟，例如睡前与起床前，采卧姿、膝盖弯曲微张，每次以收缩4秒、放松4秒的规律运动就能有好效果。如果遇到困难，可以就医，接受医师指导或作进一步的检查与治疗。

参考文献

[1] 张云平主编.孕妇学校.北京:中国人口出版社,2008.

[2] 金海豚婴幼儿早教课题组编.怀孕安产知识百科.北京:中国人口出版社,2005.

[3] 周忠蜀主编.孕育一本通.合肥:安徽科学技术出版社,2008.

[4] 金海豚婴幼儿早教课题组编.孕产期优生营养食谱.上海:上海科学普及出版社,2008.

[5] 常虹,韩达编著.十月怀胎顾问.赤峰:内蒙古科学技术出版社,2004.

[6] 肯尼迪（美）,译者:何军.1001个怀孕小贴士.北京:中国人口出版社,2007.

[7] 纪向虹,戚红主编.妊娠分娩育儿.青岛:青岛出版社,2006.

[8] 杨琼宇,杨丹宇编著.产后恢复全程指导.赤峰:内蒙古科学技术出版社,2006.

[9] 李国英著.容易搞错的100个孕产知识.天津:天津科技翻译出版公司,2006.

[10] 朴文一（韩国）,全善惠（韩国）,金秀子（韩国）,申在勇（韩国）著.胎教百科图典.北京:中国人口出版社,2009.

[11] 耶和迪·戈登博士（英国）著,译者:曹玮.耶和迪博士妊娠分娩育儿全书.北京:中国人口出版社,2009.

[12] 洪泰和著.健康怀孕百科.北京:中国妇女出版社,2009.

[13] 良石主编.孕产育儿宝典.北京:北京科学技术出版社,2006.

[14] 西木编著.孕产育儿宝典.北京:中国人口出版社,2005.

[15] 戈德堡（美）著,朱玲译.从怀孕到出生.北京:中国人口出版社,2004.

[16] 朱复融主编.孕期产后调补药膳.广州:广州出版社,2004.

[17] 郎景和主编.妊娠经典全书.长春:吉林科学技术出版社,2009.